VACCINATION

GAËTAN THOMAS

VACCINATION

Histoire d'un consentement

ÉDITIONS DU SEUIL
*57, rue Gaston-Tessier, Paris XIXe*

Ce livre est publié dans la collection
L'UNIVERS HISTORIQUE
fondée par Jacques Julliard et Michel Winock
et dirigée par Patrick Boucheron et Paulin Ismard.

ISBN 978-2-02-149101-2

www.seuil.com

Introduction

Plusieurs vaccins, dont ceux contre la tuberculose, la diphtérie, le tétanos, la fièvre jaune, le typhus et la grippe, entrent en usage au milieu du XXe siècle. À mesure qu'ils sont adoptés et que les connaissances sur les maladies infectieuses progressent, la ligne de défense contre les microbes se déplace, elle est intériorisée : il revient au corps de chaque individu, c'est-à-dire à son système immunitaire, de faire rempart[1]. Toute une architecture du confinement et de la quarantaine est alors frappée d'obsolescence. Les lazarets du XIXe siècle, érigés au large de ports français pour lutter contre les épidémies de fièvre jaune et de choléra, tombent en ruine. Ceux de Marseille et de Bordeaux sont bombardés dans les combats de la Libération. L'État doit ensuite régler le sort des sanatoriums construits par dizaines dans l'entre-deux-guerres. Ils survivent à l'instauration de la vaccination obligatoire contre la tuberculose en 1950, mais pas à l'arrivée d'une nouvelle classe d'antibiotiques qui leur porte le coup de grâce. Au début des années 1990, c'est au tour de l'hôpital Claude-Bernard à Paris, un établissement dédié aux contagieux, de passer sous les bulldozers. Ses patients ont rajeuni au fil des décennies, puis leur nombre n'a pas cessé de diminuer jusqu'à l'arrivée du sida. Si les maladies infectieuses ne se sont pas éclipsées comme beaucoup de scientifiques occidentaux l'espéraient, les barrières physiques qui les tiennent à distance tombent les unes après les autres dans les décennies d'après-guerre.

Au cours de cette période, la vaccination devient le fer de lance de la santé publique moderne. Mais paradoxalement, alors que les vaccins interviennent dans la prévention d'un nombre croissant de pathologies – quinze en 1960, trente-trois en 1990 –, le milieu professionnel français qui les étudie et en détermine les applications rétrécit en proportion inverse. Les tenants d'une épidémiologie mathématisée se tournent vers les maladies chroniques et les cancers, des domaines jugés plus novateurs et surtout plus en phase avec les évolutions de la santé dans les pays développés. L'infectiologie se replie sur la médecine tropicale. Elle est prise en charge par des médecins militaires puis par des chercheurs et des techniciens issus d'un vivier de coopérants actifs en Afrique. Jusqu'à l'apparition du sida en 1981, l'État ne dément pas l'impression que les maladies transmissibles sont un sujet dépassé politiquement et scientifiquement, ne concernant plus que les pays du Sud. Pendant des décennies, l'administration centrale néglige la production de données sur la vaccination, laissant à quelques chercheurs le soin de bricoler des taux de couverture vaccinale et de prévalence du tétanos ou de la tuberculose. D'aucuns diraient que la vaccination a été victime de son succès. Ce lieu commun fait référence à l'idée que la vaccination, en venant à bout des maladies infectieuses, aurait perdu son mobile : la peur des épidémies.

Les Français adoptent les nouveaux vaccins sans résistance significative, du moins jusqu'au milieu des années 1990. « Que s'est-il passé dans le monde, après la guerre et l'après-guerre ? La normalité. Oui, la normalité[2] », énonce Pier Paolo Pasolini, dans une déclaration qui pourrait résumer l'atmosphère de tacite acceptation qui a longtemps caractérisé l'histoire française de la vaccination. Certains vaccins font certes l'objet de critiques, parfois virulentes. Les anatoxines diphtériques et tétaniques ne sont pas épargnées après des accidents survenus entre 1943 et 1949. La mise en place de l'obligation de vacciner contre la tuberculose entraîne la structuration du premier mouvement français d'opposants. Mais ces secousses ne représentent pas une menace aux yeux de médecins qui ne doutent ni de leur autorité sur le public ni de l'acceptation finale de la vaccination. En 1965, l'un des mandarins les plus puissants, le pédiatre Robert Debré, assure que « l'usage des vaccinations, qu'elles soient obligatoires ou non, est bien entré dans les mœurs[3] ». Au tournant des années 1980, l'une des premières sociologues à s'intéresser à ce sujet, Claudine Marenco, insiste toujours sur le caractère « inquestionnable » de la vaccination[4].

Sans doute faut-il forcer l'imagination pour se représenter l'évidence d'un tel consentement, tant la crise des vaccins contre l'hépatite B, enclenchée au milieu des années 1990, a ravivé l'idée que ces injections pouvaient à tout moment faire l'objet d'intenses controverses. Des questions explosives ont alors occupé le devant de la scène : sur les limites de la contrainte exercée par l'État, le manque de données, l'effet d'aubaine dont profitent les industriels devant une population captive et bien sûr le risque d'accident, infime, mais avéré, encouru par les individus vaccinés. En 2009, le fiasco de la campagne mondiale de vaccination contre la grippe H1N1 a confirmé le sentiment que cette méthode était menacée en France. Plusieurs études d'opinion enregistrent par la suite la croissance d'un courant réfractaire. Leurs résultats symbolisent une nouvelle ère de défiance dans le « pays de Pasteur ». En toute continuité, des sondages sur la perception de futurs vaccins contre le Covid-19 sont menés à partir de mars 2020, des mois avant leur élaboration, et prédisent un scepticisme pernicieux dans l'éventualité d'une campagne vaccinale[5]. L'attention se focalise sur ce qui n'est qu'une hypothèse.

Dominant dans les milieux médicaux des années 2010 qui constatent une dévaluation de la parole scientifique, le prisme de la crise et de la contestation a donné lieu à des ouvrages qui postulent une « guerre des vaccins[6] », pointent du doigt « les antivax [qui] jouent à la roulette sans même le savoir[7] », et annoncent une « contagion des émotions[8] » alimentée par les réseaux sociaux et les fausses nouvelles. Cette littérature ne parvient pas toujours à prendre ses distances avec une veine moraliste. Dans les années 1980, l'historien français Pierre Darmon avait forgé l'appellation de « vaccinophobes », une expression qu'il ne prit pas la peine de justifier malgré des connotations négatives évidentes, pour désigner les mouvements d'opposants à la vaccination contre la variole de la fin du XIXe siècle. Son jugement n'épargnait pas davantage les représentants modernes de cette sensibilité, en particulier lorsqu'il évoquait le « délire de persécution[9] » de Fernand Delarue, le représentant de l'opposition aux vaccins dans les années 1970.

La politisation accrue de la santé publique a exacerbé les enjeux moraux de la vaccination, poussant des auteurs à prendre une position responsable et à l'afficher dès l'introduction de leur livre. Mais le risque existe *a contrario* d'adopter sans distance critique le sens commun des responsables sanitaires. S'il semble évident qu'une démarche compréhensive et un bon sens d'historien obligent à suspendre la condamnation récurrente des récalcitrants à la vaccination, il paraît encore plus important pour la compréhension du sujet d'interroger les diagnostics sur la société formulés par les médecins aux commandes des politiques vaccinales. Malgré l'essor d'approches transversales, comme la tentative soutenue par l'industrie pharmaceutique d'institutionnaliser une « vaccinologie » mêlant sciences sociales et biomédecine, les discours produits par les milieux de l'expertise frappent, depuis la fin des années 1990, par leur tendance répétée à dramatiser l'évitement à la vaccination (quand ils ne font pas porter à quelques militants la responsabilité des imperfections des systèmes de santé[10]).

Car le constat de crise posé par un ensemble d'autorités affolées ne tient pas compte du fait que la vaccination présente, malgré les tumultes qu'elle traverse depuis la fin du XXe siècle, la solidité d'une intervention en extension constante. Le calendrier vaccinal s'enrichit de nouvelles injections qui atteignent peu à peu les taux idéaux fixés par les épidémiologistes. La diffusion de la vaccination contre l'hépatite B s'améliore d'une enquête à l'autre depuis le début des années 2000[11]. Entre janvier 2021 et l'automne 2022, 83 % des personnes majeures vivant en France métropolitaine ont reçu toutes les injections prescrites de vaccin contre le Covid-19, 93 % au moins une dose[12]. En élargissant la perspective, on s'aperçoit que la majorité des vaccins a enduré le passage du temps. Et ils sont nombreux : le calendrier vaccinal français de 2016 proposait que l'enfant de moins d'un an soit vacciné contre onze pathologies au moyen de vaccins qui, pour sept d'entre eux, étaient disponibles depuis plus de trente ans. Aujourd'hui encore, deux cents ans après la mise au point de la vaccine, des stocks de vaccin contre la variole restent prêts à l'emploi. Le phénomène paraît d'autant plus remarquable si l'on considère, comme le soutient l'historien David Edgerton, que la plupart des techniques sont condamnées à disparaître[13]. On aurait tort d'attribuer cette longévité à un phénomène d'inertie. Comment expliquer que des produits jugés communément si controversés aient survécu à leur époque de conception ? Pour reprendre une expression de l'anthropologue Mary Douglas, la tâche a consisté à « maîtriser la politisation[14] » de la vaccination, à faire en sorte que le dispositif conserve un caractère d'évidence puis qu'il résiste au choc des controverses. En retraçant une histoire de l'après-guerre à nos jours, mon enquête met l'accent sur les stratégies ayant assuré la continuité du consentement à la vaccination.

Ces stratégies sont d'abord médicales et scientifiques. Des médecins ont évalué des vaccins en France et en Afrique, rationalisé des calendriers vaccinaux, participé au processus d'indemnisation des accidentés. Dans cette entreprise saturée de statistique, les nombres agissent autant au niveau des discours que sur la nature de la vaccination, sur sa matérialité. L'acceptabilité du dispositif a été entretenue grâce à sa simplification, à la standardisation des vaccins et à la démonstration que la vaccination était un bon investissement pour l'État. Ces opérations ont aussi produit des effets de contrainte. Pensons aux vaccins combinés ou aux calendriers qui, au nom de la simplicité, ont limité les choix des individus en leur présentant des blocs d'injections indissociables. La concentration des injections dans les mois qui suivent la naissance, une période d'intense médicalisation, a permis d'intégrer les vaccins au cours normal d'une vie. Cette rationalisation a joué un rôle essentiel dans la production du consentement, bien plus que le recours à la propagande sanitaire, longtemps sous-investie en France[15].

Ce travail de maintenance s'est ajouté à l'obligation légale. L'encadrement juridique français a été un facteur important mais ambigu de normalisation. Le droit ayant pour effet de stabiliser et de naturaliser des entités, on peut supposer que les lois prescrivant la vaccination aient été à l'origine d'une puissante normalisation et qu'une contrainte effective ait poussé les individus à se faire vacciner. C'est en 1902, tardivement par rapport à d'autres pays occidentaux, que le Parlement a voté la première obligation vaccinale – contre la variole – concernant l'ensemble de la population. La législation s'est étoffée à partir de la fin des années 1930, rangeant la France parmi les pays les plus coercitifs. Cependant, l'obligation légale ne supprime pas la question du consentement à la vaccination. D'abord, parce qu'au XXe siècle elle n'a jamais concerné tous les vaccins largement utilisés. Ensuite, parce que, dans les décennies d'après-guerre, le ministère de la Santé ne la fit pas appliquer vigoureusement. En dehors d'amendes modiques, peu de sanctions furent prises contre les parents qui refusaient de faire vacciner leurs enfants.

La normalisation porte en elle les germes d'une contestation. L'obligation est ainsi accusée de susciter presque mécaniquement des résistances. Des voix critiques n'ont pas manqué de dénoncer les limites d'une épidémiologie qui ignore les effets secondaires. L'insistance sur le coût bas des vaccins, avec le recours aux calculs coût-bénéfice pour justifier l'introduction de nouveaux vaccins dans le calendrier vaccinal, a laissé place à une dénonciation de leur marchandisation. Lors de la controverse du vaccin contre l'hépatite B, les outils de la statistique ont été retournés contre la vaccination, instillant un doute sur son innocuité. La stratégie de regroupement des vaccins dans une même injection s'est transformée en un problème politique au milieu des années 2000, lorsque des parents se sont finalement aperçus que des vaccins obligatoires étaient mélangés à des vaccins seulement recommandés.

L'apparition de critiques ne s'explique pas seulement par le caractère équivoque des stratégies mises en œuvre pour assurer le bon fonctionnement de la vaccination. Intervention pour la société, sur la société, la vaccination soulève des questions qui débordent du cadre médical. Il n'en demeure pas moins qu'il existe des liens entre la réception parfois mouvementée des vaccins et les transformations concomitantes de la santé publique en haut lieu. C'est pourquoi il faut éviter de réduire la crise de la vaccination contre l'hépatite B à un mouvement de l'opinion publique. Le manque de réaction des autorités sanitaires, puis les réponses contradictoires apportées par l'État ont alimenté un long feuilleton médiatique et juridique. Si la controverse a bien été déclenchée par une révolte contre un produit accusé de produire des effets indésirables graves et d'enrichir les laboratoires, l'ampleur de la crise s'explique aussi par une incapacité à la gérer. Comme le souligne le philosophe Grégoire Chamayou, les « crises de gouvernementalité » peuvent découler d'un refus des sujets d'être gouvernés autant que d'une faillite de l'aptitude à gouverner[16]. On retrouve cette symétrie dans les effets de la crise : les responsables sanitaires français perdent confiance dans le pouvoir de l'autorité médicale sur les esprits, dans la force de persuasion de la raison scientifique, de la même façon que certains individus perdent confiance dans la vaccination.

La vaccination recoupe l'histoire du pouvoir médical, c'est l'un des thèmes du livre, mais aussi l'histoire politique dont elle forme un chapitre. On le sait depuis les travaux pionniers d'Anne Marie Moulin, la création des Instituts Pasteur à l'étranger a accompagné les conquêtes coloniales de la fin du XIXe siècle[17]. La bactériologie a apporté une formule simple – « un germe, une maladie, un vaccin » – à l'idéologie de la « mission civilisatrice » et à ses déclinaisons en Asie et en Afrique. Après la Seconde Guerre mondiale, l'Institut Pasteur de Paris a beau regarder dans d'autres directions, persiste l'idéal d'une contribution de la médecine française au « développement » de l'hémisphère Sud. Cette vision anime Robert Debré lorsqu'il crée la nouvelle institution de référence pour la vaccination, le Centre international de l'enfance (CIE, 1949-1999), un promontoire exceptionnel pour saisir l'enchevêtrement des sciences et de la politique dans la seconde partie du XXe siècle.

Alors qu'elle est envisagée d'ordinaire sous un angle métropolitain, à grand renfort de considérations sur l'exceptionnalité du pays de Pasteur, l'histoire contemporaine de la vaccination possède une dimension mondiale majeure : l'Afrique francophone, lieu d'influence et d'expérimentations, y tient une place essentielle, de même que les bureaux de l'Organisation mondiale de la santé (OMS) à Genève et ceux des Centers for

Disease Control and Prevention (CDC) à Atlanta. À partir du milieu des années 1970, la vaccination des enfants s'internationalise avec le lancement d'un programme de l'OMS auquel les médecins français cherchent à apporter leur contribution. L'agence onusienne devient une prescriptrice de normes très écoutée et intervient à ce titre dans la crise de la vaccination contre l'hépatite B. Lorsque les institutions de la coopération franco-africaine s'effondrent, dont le CIE en 1999, une nouvelle vision de l'international s'affirme. L'idéologie sécuritaire des acteurs de la « santé globale » remplace une compréhension de la menace infectieuse marquée jusque-là par les échanges bilatéraux avec les pays africains. De ce point de vue, les années 1990 introduisent une rupture à plusieurs niveaux : elles signent la fin d'une certaine routine vaccinale dans l'Hexagone avec l'apparition d'une grande controverse et le début d'une nouvelle ère où l'épidémiologie s'émancipe de la médecine tropicale et de son histoire coloniale. Cette bascule confirme aussi un retour de l'État et une implication plus grande des politiques dans la vaccination.

Le présent livre a été conçu après le déclenchement de l'épidémie de Covid-19. Cependant, parce que le récit s'est d'abord nourri d'archives, la période la plus contemporaine n'est prise en compte que dans la mesure où elle apporte un prolongement aux phénomènes isolés dans les sources. La première partie de l'ouvrage est celle de la routine vaccinale, caractérisée par l'extension relativement calme de la vaccination de l'après-guerre jusqu'au tournant des années 1980. Ces trois décennies sont marquées par le vote des dernières obligations légales du XXe siècle. L'autorité des médecins, notamment celle du cercle de pédiatres constitué autour de Robert Debré, paraît inébranlable. L'Institut Mérieux, de son côté, consolide sa position. C'est aussi l'âge d'or des échanges expérimentaux avec l'Afrique francophone. À l'issue de procès médiatisés et d'une campagne couronnée de succès de la Ligue nationale pour la liberté des vaccinations, la ministre de la Santé Simone Veil améliore la prise en charge des effets indésirables graves.

L'arrivée du sida en 1981 bouleverse cet équilibre. La deuxième partie porte sur des décennies qui voient une transformation et une déstabilisation de la santé publique. Le VIH suscite un intérêt nouveau pour les maladies infectieuses et leur contrôle. La statistique des vaccins s'empare de nouveaux domaines : l'économie et ce qui touche aux « représentations » des individus, soit leurs pratiques de santé et leur compréhension de cette méthode prophylactique. Une instance chargée d'établir la politique vaccinale, le Comité technique des vaccinations, est créée. Les données nationales n'en restent pas moins fragmentaires et les responsables sanitaires sont pris au dépourvu par le déraillement de la campagne de la vaccination contre l'hépatite B, lancée en 1994.

Cet épisode porte un coup à l'idée que la vaccination est bien acceptée en France. Il accélère aussi des changements d'approche examinés dans l'épilogue. Une page se tourne, y compris sur le plan des doctrines scientifiques. Des inquiétudes sur la sécurité des vaccins se font davantage entendre dans la population. Mais, alors que les taux de vaccination restent très hauts, la multiplication des enquêtes d'opinion amplifie le ressenti d'une menace autrefois circonscrite à quelques militants. Le spectre de l'« hésitation vaccinale », un euphémisme nouveau, hante les années 2010.

CHAPITRE I

La France, pays de Robert Debré

À la fin des années 1940, de nouvelles institutions s'investirent dans la lutte contre les maladies infectieuses. Elles en vinrent à supplanter l'Institut Pasteur, dont les contributions les plus importantes à la vaccination avaient précédé la Seconde Guerre mondiale. Ce dernier commercialisa bien un vaccin contre la poliomyélite à partir de 1956, mais Pierre Lépine qui supervisait sa production se contenta de modifier la formule mise au point par l'Étatsunien Jonas Salk et ses équipes. La réorganisation de la santé publique française ne s'imposait pas seulement en raison du déclin de cette vénérable maison puis de l'évolution de ses priorités scientifiques. La production de vaccins, de plus en plus complexe, allait s'industrialiser dans les années qui suivirent. L'Institut Mérieux se hissa en quelques décennies au rang de premier producteur français puis de géant mondial de l'industrie pharmaceutique. La firme lyonnaise sortit une série de nouveaux produits : contre la coqueluche, ainsi que divers vaccins combinés, dont un polio-tétanos en 1957. À Paris, l'Institut national d'hygiène (INH) et le Centre international de l'enfance (CIE) se lancèrent dans la statistique médicale. Fondé par le pédiatre

Robert Debré en 1949, le CIE devint une véritable tour de contrôle pour la vaccination, corrigeant le manque d'investissement des pasteuriens dans l'épidémiologie sans toutefois déboulonner la statue du grand savant. Debré était attaché à son héritage et, à l'image d'autres scientifiques s'en réclamant eux aussi, il fit de la médecine une affaire de rayonnement de la France à l'international.

Misère de la statistique publique

À sa création en 1941, l'INH eut pour mission de décrire l'état sanitaire du pays. Cet office produisant des enquêtes et des statistiques était une émanation du régime de Vichy, tout comme un ensemble d'institutions dévolues à la santé qui survécurent à la guerre sous une forme remaniée, relevant de l'organisation professionnelle (l'ordre des médecins), des politiques démographiques (le Service national de démographie rattaché à la Statistique générale de France) et de la régulation du médicament. Si la création d'un institut de santé publique correspond aux orientations idéologiques d'un régime obsédé par la régénération de la nation, la genèse de l'INH remonte aux initiatives de la fondation étatsunienne Rockefeller dans l'entre-deux-guerres. Cette dernière apporta une aide décisive au gouvernement français pour l'établissement d'un bureau aux fonctions analogues, l'Office national d'hygiène sociale, actif seulement dix ans (1924-1934), jusqu'à ce que les coupes budgétaires de la Grande Dépression imposent de le fermer[1]. À ses débuts, l'INH comprenait quatre sections : épidémiologie, hygiène, nutrition et maladies sociales – soit le cancer, la syphilis, la tuberculose et l'alcoolisme. Dans la France scindée en deux par les nazis, son maigre personnel se consacra d'abord à des enquêtes correspondant aux intitulés des sections : contagion tuberculeuse, nutrition des femmes enceintes, fréquence des maladies infectieuses de l'enfant, etc. La tâche de la section épidémiologie était compliquée par les dysfonctionnements de la déclaration obligatoire, l'unique source officielle permettant le décompte des maladies infectieuses dans le pays. Le principe de la déclaration obligatoire, inscrit dans la loi du 3 mars 1822 pour les maladies pestilentielles, réaffirmé dans la grande loi de santé publique de 1902, puis étoffé au cours du XXe siècle par l'introduction dans la liste de nouvelles pathologies, couple l'obligation de déclarer une maladie auprès des services de l'État avec des procédures de désinfection. Le dispositif était notoirement inefficace. Indifférents aux enjeux de la statistique, les médecins s'y soustrayaient au nom du secret professionnel. Ils omettaient de remplir et d'envoyer le formulaire après avoir établi leur diagnostic.

Les articles du *Bulletin de l'Institut national d'hygiène* commentaient les fluctuations de la mortalité et de la prévalence d'une série de maladies infectieuses. L'idée que les médecins de l'Institut se faisaient de l'épidémiologie – une pratique bureaucratique agrégeant des données parcellaires – les éloignait de leurs homologues britanniques et étatsuniens, aux méthodes plus mathématisées. Cependant, au lieu de rattraper ce retard, l'INH préféra s'engager dans une autre voie. Le tournant fut radical et rapide puisque c'est le principe même d'une institution dédiée à la santé publique qui fut abandonné à la Libération. Des transformations s'amorcèrent avec l'arrivée, en 1945, d'un nouveau directeur, le médecin polytechnicien Louis Bugnard, aux côtés de Robert Debré promu à la tête du conseil d'administration. Bugnard encouragea les jeunes recrues de l'INH à se tourner vers la biologie, en particulier la biologie moléculaire, en passe de devenir hégémonique dans les sciences de la vie. Cette discipline a pour particularité de décrire les phénomènes propres au fonctionnement de tout organisme au niveau moléculaire. Revenant sur ces transformations, Alice Lotte, la spécialiste de l'épidémiologie de la tuberculose à l'INH, où elle effectua toute sa carrière, de 1942 à 1981, usa d'un euphémisme : « la biologie moléculaire s'est développée considérablement et cela n'a pas été une période aussi faste pour l'épidémiologie[2] ».

Concurrencée par la biologie moléculaire d'un côté, l'épidémiologie descriptive de l'INH fut discréditée, de l'autre, par une forme de statistique médicale qui prit son essor dès le milieu des années 1950 autour de Daniel Schwartz, un polytechnicien lui aussi lié à Robert Debré – il était son neveu. Dénommée statistique médicale et, plus tard, épidémiologie explicative, étiologique, ou encore épidémiologie des facteurs de risque, par opposition à l'épidémiologie de dénombrement du *Bulletin de l'Institut national d'hygiène*, cette discipline s'est développée avec le soutien de l'INH et a effectivement dévalorisé, par son existence même, des formes moins innovantes de statistique. Avec Schwartz, l'épidémiologie française s'est émancipée des maladies infectieuses, dont l'importance s'estompait en Occident, pour envisager des phénomènes complexes liés aux maladies chroniques ou cardiovasculaires, qui renouvelaient les bases conceptuelles de la discipline. À partir de 1946, plusieurs études sur le rôle du tabagisme dans l'apparition du cancer des poumons furent menées aux États-Unis et au Royaume-Uni. En 1957, Daniel Schwartz acheva une enquête rétrospective sur l'étiologie du cancer commandée par la SEITA, l'entreprise publique détenant le monopole de l'exploitation du tabac. À l'issue de cette enquête, l'INH proposa à Schwartz de former une unité de recherche. Entrepreneur scientifique, il fonda trois ans plus tard le Centre d'enseignement de la statistique appliquée à la médecine. Plusieurs générations de médecins s'y formèrent.

Le déclassement de l'épidémiologie de dénombrement eut une traduction concrète : à partir de 1961, l'INH regroupa son petit cercle de spécialistes de l'infection au Vésinet, une commune de l'Ouest parisien, dans un campus au fonctionnement distinct du reste de l'institution[3]. Cette réorganisation eut lieu trois ans avant que l'INH ne devienne l'Institut national de la santé et de la recherche médicale (INSERM) et acte, à cette occasion, un quasi-abandon de la santé publique. Une épidémiologiste ayant commencé sa carrière au Vésinet a restitué le sentiment de relégation éprouvé par le personnel, très féminin :

> Les maladies infectieuses étaient représentées par ces vieilles filles un peu vieux jeu et très réacs, il faut bien le dire. C'étaient des maladies infectieuses, ça avait quasiment disparu. [...] J'ai toujours rencontré une énorme indifférence à la tuberculose et d'ailleurs ça blessait beaucoup Alice Lotte. Elle le savait, elle le vivait. La façon dont les gens de Villejuif [*l'équipe Schwartz*] la traitait, elle, en particulier. Enfin, ils ne la traitaient pas, ils s'en foutaient. Mais quand ils avaient l'occasion de la rencontrer, c'étaient deux mondes qui s'entrechoquaient[4].

Le manque de robustesse des statistiques produites par l'INH-INSERM se ressentait dans les rapports remis au gouvernement. Les données étaient recueillies *via* la déclaration obligatoire des maladies infectieuses ou, alternativement, *via* le système du fichier vaccinal, instauré par les décrets du 20 août 1941 et du 28 février 1952. Chaque année, les maires étaient censés envoyer au préfet un état des lieux comprenant le nom de l'enfant, sa date de naissance, l'adresse de ses parents et la date des vaccinations. Lorsque ces statistiques étaient effectivement transmises aux préfets, ce qui n'était pas le cas pour une ville aussi importante que Paris dans les années 1970, le manque de standardisation rendait l'agrégation des données très ardue. Les formulaires n'étaient pas remplis de la même façon, certaines informations, comme la date de l'injection, faisaient fréquemment défaut. C'est la raison pour laquelle la sociologue Claudine Marenco a pu conclure, en 1980, à l'absence d'« information fiable, complète, concernant l'ensemble des assujettis, qui permette de connaître avec précision l'étendue de la "couverture vaccinale" du pays[5] ». Quelques années plus tard, une fonctionnaire du ministère de la Santé reconnut « l'absence » de ces fichiers des vaccinations[6].

Le Centre international de l'enfance, une déviation nationale

Les témoins accompagnent le constat d'une absence de « culture » épidémiologique en France de réflexions sur les résistances des cliniciens à la statistique, sur leur refus d'aborder la santé autrement qu'à travers des cas singuliers.

« Les médecins, explique Alice Lotte, ne comprenaient pas notre méthodologie, moyennant quoi nous recevions parfois des informations erronées, des taux de morbidité qui ne correspondaient à rien[7]. » Toutefois, le manque avéré de données robustes, la concurrence de disciplines jugées plus modernes, ou encore le sentiment de certaines chercheuses d'être méprisées n'ont pas signé la disparition de l'épidémiologie des maladies infectieuses. Le ministère de la Santé a certes laissé ses outils de recueil de données à l'abandon mais d'autres pratiques statistiques maniant des échelles plus petites se sont développées dans les milieux de la médecine coloniale puis de la coopération franco-africaine. Cette histoire au potentiel sulfureux pourrait expliquer que les récits sur l'épidémiologie s'arrêtent souvent à un constat de déclin ou de mise à l'écart. La littérature est tributaire de témoignages produits par des rénovateurs de la statistique dont les regards se tournèrent, dans les années 1980 et 1990, vers les Centers for Disease Control (CDC) d'Atlanta. L'insistance sur les échanges avec les États-Unis a ainsi éclipsé le rôle joué par le Centre international de l'enfance. En inscrivant ses activités dans un espace impérial et international, il est pourtant parvenu à incarner la discipline dans les décennies où elle paraissait en voie d'extinction.

Difficile à appréhender depuis l'effondrement des institutions de la « coopération », le positionnement du CIE est toutefois conforme à l'histoire médicale antérieure. Au XIXe siècle et au début du XXe siècle, l'épidémiologie des maladies infectieuses s'est amplement nourrie des possibilités ouvertes par les variations climatiques et pathologiques des empires européens. Toute une littérature examine les origines impériales de la discipline[8]. Dans un aparté provocateur, l'historien Warwick Anderson s'est même demandé si la médecine moderne dans son ensemble n'était pas coloniale[9]. Cependant, en 1949, l'année de la création du CIE, l'idéal d'une médecine conçue dans la matrice impériale n'allait déjà plus de soi. Le colonialisme tardif a beau avoir coïncidé avec une intensification des campagnes sanitaires françaises en Afrique[10], cette version mise à jour de la mission civilisatrice faisait l'objet de critiques dans les organisations internationales. Or, l'un des buts du CIE consistait précisément à transfigurer la présence médicale française dans les colonies en une forme d'activité scientifique légitime sur la scène internationale. L'enjeu était de taille dans la mesure où le rayonnement de la France paraissait doublement menacé au sortir de la guerre : sur le plan territorial, par l'amorce du démantèlement des empires européens, et, sur le plan scientifique, par le déclin des institutions nationales de recherche et la montée en puissance des sciences médicales britanniques et américaines. Pour Robert Debré, une institution française ayant l'apparence d'une organisation internationale, dédiée à la santé de l'enfant dans le monde, avait un rôle à jouer sur ces deux plans.

Debré avait une vision précise de l'état de la recherche lorsqu'il conçut le CIE. Il pouvait la contempler depuis le sommet de la hiérarchie professionnelle. Sa carrière prit un tournant décisif en 1933 lorsqu'il entra, à l'âge de 51 ans, à l'Académie de médecine, devint titulaire d'une chaire de bactériologie à la faculté de Paris et accéda à la direction du service pédiatrique de l'hôpital Hérold, dans le quartier des Buttes-Chaumont. Rebuté par la clinique des adultes, dont il ne supportait pas la désolation, il avait développé au cours de ses études une curiosité pour ce qu'il appelait « la personnalité de l'enfant », un être à part du point de vue psychologique et physiologique. Si Debré vouvoyait les enfants, il ne voyait pas en eux des adultes en miniature. Le rythme fluctuant de leur croissance nécessitait, selon lui, le développement d'une spécialité médicale autonome : « Mon objectif essentiel, écrit-il dans son autobiographie, restait la création d'une école pédiatrique moderne à Paris[11]. » Dans l'entre-deux-guerres, la clinique des enfants était monopolisée par les maladies transmissibles. Debré s'intéressait donc à l'immunologie. Bien qu'il ne fût jamais un membre salarié de l'Institut Pasteur, il s'y rendit à certaines périodes quotidiennement, souvent pour travailler avec Gaston Ramon, le concepteur des vaccins contre la diphtérie et le tétanos. Ensemble, ils essayèrent d'élaborer un vaccin associant l'anatoxine diphtérique et le vaccin anticoquelucheux. Enfin, Debré voyagea beaucoup, nouant des relations à travers l'Europe. C'est lors d'un séjour à Genève qu'il rencontra le bactériologiste polonais Ludwik Rajchman, directeur de la Section d'hygiène de la Société des Nations, futur fondateur de l'UNICEF et soutien du CIE à l'intérieur du système onusien.

La santé de l'enfant était l'un des grands sujets de la fin des années 1940. Pendant la guerre, les civils avaient fait l'expérience de la faim, ils avaient été déplacés, déportés, exposés aux maladies infectieuses. On ne manque pas de témoignages sur les ravages du typhus et la recrudescence d'autres maladies contagieuses. L'écrivain Joseph Czapski, qui parcourut la Russie et l'Asie centrale sous l'uniforme polonais, a décrit des régions épuisées « où chaque agglomération était un foyer, jamais complètement éteint, de typhus exanthématique, de fièvre typhoïde et dysenterie[12] ». En Europe occidentale, la malnutrition et même des épisodes de famine furent à l'origine d'importants excès de mortalité infantile. En France, deux crises de malnutrition infantile attirèrent l'attention des démographes : la première en 1940, après un hiver rude et l'exode entamé en mai ; la seconde, plus importante, en 1945. Les maladies diarrhéiques et les infections du système respiratoire prospéraient. Deux ans après la fin de la guerre, un contributeur à la revue de l'INH remarqua que la surmortalité des enfants restait un problème « complexe et angoissant[13] » pour lequel aucune solution n'avait encore été trouvée.

Le projet d'une institution œuvrant au développement de la pédiatrie dans le monde aurait dû être consensuel dans un tel contexte. C'était sans compter la dimension politique du CIE relative à la défense des intérêts scientifiques français, explicitée par Debré dans plusieurs sources, dont son autobiographie :

> Je souhaitais pour mon pays une participation active à l'accomplissement de la tâche du FISE [le sigle francisé de l'UNICEF] qui lui permettrait d'assurer une place à la langue française, à sa pensée, à sa manière d'envisager les problèmes de coopération. Pareille institution [le CIE] devait permettre dans ce domaine une reprise du prestige de la France et participer au renouveau de son influence intellectuelle dans le monde[14].

À la fin des années 1940, le terme de « prestige » avait une connotation impériale que Debré mania habilement dans sa correspondance avec les hauts fonctionnaires. Il leur expliqua que la présence de la France sur la scène de la santé internationale permettrait à l'État de garder le contrôle des campagnes de santé publique dans les territoires africains et asiatiques[15]. Les administrateurs coloniaux voyaient d'un très mauvais œil la création des agences spécialisées de l'ONU et leur ingérence dans la gestion des populations colonisées, redoutant que ces institutions, auxquelles participaient l'Inde ou l'Indonésie nouvellement indépendantes, contribuent à faire souffler un sentiment anti-impérial[16].

Soutenu à l'UNICEF par l'ami de Debré, Ludwik Rajchman, le projet du CIE inspirait la méfiance de l'Organisation mondiale de la santé (OMS). Pour son premier directeur, le Canadien Brock Chisholm, il n'y avait aucune nécessité à créer un centre international de pédiatrie dans un pays qui n'était pas à la pointe de la discipline. Le soutien de l'UNICEF à ce projet lui semblait, de surcroît, « intolérable[17] ». L'origine de ces tensions remonte à la fondation des premières organisations spécialisées de l'ONU. À la fin de la guerre, Rajchman rejoignit l'United Nations Relief and Rehabilitation Administration (UNRRA), une institution qui apportait de l'aide aux millions de personnes déplacées. Mais les tensions de la guerre froide se firent rapidement jour, en particulier à propos d'actions en Pologne, en Biélorussie et en Ukraine, si bien que les États-Unis, le principal bailleur, annoncèrent en juin 1946 qu'ils sortaient de cette organisation, la condamnant de fait. Lors du même mois, une réunion organisée dans l'État de New York posait les fondations de l'OMS. Rajchman ne fut pas convié alors qu'il avait déjà rédigé un projet pour l'institution et qu'il avait le profil parfait pour devenir son premier directeur : bactériologiste reconnu, ancien responsable de la Section d'hygiène de la SDN, Polonais marqué par les crises des trois décennies précédentes et médecin polyglotte passionné par la Chine. Avant de quitter la conférence qui scella le sort de l'UNRRA, il obtint du représentant des États-Unis un reliquat de 500 000 dollars pour assurer le ravitaillement des enfants européens en nourriture et en vêtements. L'UNICEF était née. Rajchman eut l'intelligence de ne pas la présenter comme une organisation technique de l'ONU – à l'image de l'OMS – qui aurait été plus longue à mettre en place, mais comme une organisation internationale provisoire dans le domaine apolitique des femmes et des enfants. Ce statut juridique n'empêcha pas l'UNICEF d'empiéter sur les champs d'intervention de l'OMS et de se transformer en organisation permanente. Comme l'a résumé la biographe de Rajchman : « Si l'on avait réservé une place à Rajchman au sein de l'OMS, l'UNICEF n'aurait jamais été créée – Rajchman et Debré auraient essayé de faire à l'OMS la même chose qu'ils ont faite à l'UNICEF[18]. »

Debré parvint finalement à obtenir de l'OMS et du Conseil économique et social de l'Organisation des Nations unies (ONU) le vote de résolutions favorables à la création du CIE. Elles s'ajoutèrent à celle de l'UNICEF. Mais ces dernières n'avaient pas de valeur juridique, puisque c'est un décret de droit français qui conféra une existence légale à l'institution. Lors de son inauguration en janvier 1950 dans un salon du Quai d'Orsay, Debré mit le doigt sur cette contradiction – un « organisme international » placé sous la juridiction d'un seul pays – : « Fondation tout à fait particulière, française par son statut légal et sa nationalité, le Centre international de l'enfance entend se comporter comme un organisme international[19]. » Le CIE se prévalait de la contribution financière de l'UNICEF, censée manifester son identité internationale. À l'origine, le gouvernement français et l'UNICEF prirent en charge chacun une moitié du budget. Puis la dotation onusienne chuta à partir des années 1970 avec le vieillissement et la mort du fondateur du CIE et de ses alliés, avant de disparaître complètement en 1993. Le rapport à l'ONU dépassait la question du seul financement, il se manifestait dans l'organisation et dans l'image que l'institution cherchait à projeter. Le conseil d'administration se composait de personnalités étrangères – scientifiques, dignitaires et responsables d'institutions internationales. Un « comité consultatif technique » mimait le fonctionnement et la terminologie du « comité technique » de l'UNICEF. En 1982, à la faveur d'un changement de logo sur lequel figuraient désormais une « tête d'enfant et son bras portant une colombe, le tout sur un fond noir ayant la forme d'un planisphère et des rayons partant de Paris allant vers le monde entier », le directeur général fit installer « un drapeau bleu (couleur des organisations internationales) qui flottait devant le château[20] ».

Le personnel, qui ne dépassa jamais la centaine d'individus, s'installa au château de Longchamp, une bâtisse néoclassique prêtée par la Ville de Paris. Situé à la lisière occidentale du bois de Boulogne, face à l'hippodrome, le site avait connu plusieurs transformations au cours de son histoire. Il avait accueilli une abbaye médiévale dont subsistaient le nom et une tour. Puis Napoléon III offrit le domaine au préfet Haussmann pour le remercier de ses bons services dans la capitale. Au début du XXe siècle, le parfumeur François Coty, homme richissime et fondateur de la ligue fasciste Solidarité française, rebâtit entièrement la résidence du préfet, lui donnant sa forme actuelle. Le CIE fit construire un bâtiment pour accueillir des laboratoires, sans altérer le reste du domaine. Le Mobilier national prêta des tapisseries modernes de Beauvais et d'Aubusson, ainsi qu'un ensemble complet destiné au bureau de Robert Debré et « une grande table recouverte de verre gravé provenant des ateliers Leleu[21] ». L'ébéniste Art déco Jules Leleu avait aménagé la salle à manger privée de l'Élysée, le train présidentiel de René Coty, la résidence française d'Eisenhower et des salles du paquebot France. L'ambiance bourgeoise créée par l'emplacement, la façade à fronton et les citations mobilières de l'apparat présidentiel, tranchait avec le style moderniste adopté par la plupart des institutions onusiennes. Contredisant l'identité internationale tant recherchée, le décor indiquait aux visiteurs qu'ils entraient chez un grand mandarin, une sommité de la médecine française. Un bas-relief à l'effigie de Debré, posé peu après sa mort en 1978, est d'ailleurs toujours visible sur la façade nord du bâtiment. « On ne venait pas uniquement au CIE pour suivre des cours ou participer à des colloques », remarque la psychologue Hélène Gratiot-Alphandéry, « on y venait pour avoir le privilège de voir et d'entendre Robert Debré[22] ».

L'institution adopta l'approche holistique du bien-être des enfants promue par Debré et régulièrement rappelée dans les brochures et rapports d'activité :

> L'enfant doit toujours être considéré dans toute sa complexité et sous tous les aspects que revêt sa personnalité, biologiques, psychologiques et sociaux, aucun ne devant être négligé au profit des autres. Une étroite interdépendance existe entre le

développement physique et mental de l'enfant d'une part, les possibilités d'acquisition des connaissances et d'adaptation sociale d'autre part[23].

Le centre s'organisait autour d'activités classiques dans la vie d'une discipline : l'enseignement post-universitaire, la recherche et la diffusion des connaissances. Des bourses étaient attribuées à des professionnels souhaitant participer aux cours de pédiatrie sociale ou sur les maladies infectieuses de l'enfant, dispensés dans un premier temps à Paris. Entre 1950 et 1955, le plus grand nombre de boursiers venaient de métropole et des colonies, suivis par l'Europe centrale et orientale. Trois départements – un laboratoire de bactériologie, la « Station pilote » pour l'épidémiologie, et un pôle en pédiatrie sociale – se consacraient à la recherche. Enfin, le CIE disposait d'un service de publications et maintenait une bibliothèque spécialisée. Les ouvrages et les articles reçus étaient mis en fiche selon des règles de présentation internationales, puis les résumés de publications jugées pertinentes reproduits dans le journal du centre, *Le Courrier du Centre international de l'enfance*. En 1961, une deuxième revue fut lancée, *L'Enfant en milieu tropical*.

À partir de 1952, l'année où le CIE organisa un colloque sur la santé de l'enfant à Brazzaville, la capitale de l'Afrique-Équatoriale française, un grand nombre de cours et d'études eurent lieu en Afrique : des enquêtes sur les « conditions de vie de l'enfant africain et sur la délinquance juvénile au Cameroun, en Côte d'Ivoire et à Madagascar » (1954-1957), un séminaire sur « l'éducation sanitaire et nutritionnelle » à Pointe-Noire (Congo-Brazzaville, 1963), puis sur « les conditions de vie de l'enfant africain en milieu urbain » à Dakar (Sénégal, 1964), ou encore un projet sur « la mise au travail des adolescents au Cameroun et au Sénégal » (1969). Alors que ces travaux posaient un regard social sur la santé des enfants africains, ils s'abstenaient d'envisager les effets de la domination française[24]. Debré lui-même avait une analyse tortueuse de la colonisation : « Le colonialisme », écrit-il une dizaine d'années après la séquence des indépendances africaines, « fut à beaucoup d'égards bienfaisant non seulement pour ses actions sanitaires, sociales, économiques, mais encore parce qu'il a permis, par une réaction conforme à la dialectique, l'indépendance aujourd'hui obtenue. On peut dire en effet, en songeant à certaines théories de Karl Marx, que la conquête coloniale représente la thèse, la libération l'antithèse. Espérons que la phase actuelle, avec le développement de la coopération, représentera la synthèse[25]. »

En contraste avec le reste de l'institution, les médecins de la Station pilote travaillèrent d'abord dans l'Hexagone pendant vingt ans. Ils y développèrent des compétences en épidémiologie des vaccins jusque-là absentes en France. Dans la mesure où les injections se rapprochaient de plus en plus de la petite enfance, il n'est pas surprenant qu'une institution dédiée à la pédiatrie se soit emparée de ce domaine. Robert Debré plaça les activités du centre sous le patronage de « conseillers scientifiques ». Le pédiatre Raymond Mande, son dauphin, fut nommé « parrain » de la Station pilote.

> Le roi à l'époque, entre guillemets, c'était Monsieur Mande, témoigne une médecin. Et Monsieur Mande savait très bien

> tout ce qu'on faisait. C'était lui qui était l'homme de la vaccination. Et en plus il parlait très bien anglais, ce qui était assez exceptionnel à l'époque et quand il y avait une réunion internationale sur tel ou tel vaccin c'était toujours Monsieur Mande qui y allait. Il fut membre du conseil d'administration [du CIE] pendant des années et des années, il connaissait bien Monsieur Robert Debré et il connaissait beaucoup le BCG. C'était le parrain de la Station pilote[26].

Un autre parrain rejoignit l'équipe en 1955 : le « conseiller en statistiques », Daniel Schwartz. Moins présent que Mande, le neveu de Debré permit tout de même à la statisticienne du CIE d'accéder aux calculateurs de Villejuif. En comparaison, au château de Longchamp, les instruments étaient rudimentaires.

Robert Debré, qui employait une métaphore familiale pour évoquer les liens qui l'unissaient à ses étudiants et à ses équipes[27], dota le CIE d'une véritable structure patriarcale. Cette organisation reflétait les valeurs du mandarinat : depuis son service hospitalier, Raymond Mande allait superviser une équipe féminine aux tâches essentiellement bureaucratiques. Un tel fonctionnement dénote aussi une prééminence de la clinique, y compris sur le plan des savoirs. Les nombres produits par la Station pilote allaient répondre à des problèmes formulés non pas depuis la tour centrale de l'État, mais depuis l'hôpital ou le cabinet médical. Les études remplissant des dizaines de cartons d'archives portent sur la qualité des vaccins, la réponse immunologique, l'âge et le rythme des injections, autant de questions techniques essentielles pour des pédiatres ou des médecins généralistes. Une vision populationnelle et nationale de la vaccination, impliquant des relais locaux et des infrastructures de collecte des données, n'était ni la portée, ni d'ailleurs dans le programme originel d'une institution qui se rêvait internationale et qui se positionnait entre la France et l'Afrique.

CHAPITRE II

Les derniers actes d'une fièvre législative

Le Centre international de l'enfance allait apporter à un groupe de médecins les moyens de mettre en œuvre leurs idées sur la vaccination, voire d'en prendre le contrôle. Cela n'empêcha pas l'État de continuer à légiférer. Il usa même abondamment des instruments habituellement destinés à produire du consentement. En 1965, un juriste restitua l'impression d'emballement suscitée par la multiplication des lois d'obligation : « une certaine fièvre s'est emparée du législateur : en douze ans, de 1938 à 1950, cinq formes de vaccinations furent successivement prescrites. Certains ont même déploré cette "invasion vaccinale"[1]. » Trois textes concernaient l'ensemble de la population : les lois de 1938, de 1940 et de 1950, instaurant respectivement les obligations de vaccination contre la diphtérie, le tétanos et la tuberculose. Mais, à l'instar de la grande loi de santé publique de 1902 – dont l'un des volets portait sur la vaccination contre la variole –, la loi de 1950 fut d'abord peu suivie. La faute en revenait aux décrets d'application, publiés tardivement, mais aussi au manque de moyens que l'État dégagea pour sa mise en œuvre. De surcroît, en concentrant l'attention du public sur le BCG, un produit aux qualités instables qui continuait à faire l'objet d'un travail de standardisation, cette loi mal appliquée entraîna la naissance du premier mouvement national d'opposants à la vaccination, lequel mit le doigt sur les contradictions de l'État et de la science. Au-delà de l'effectivité de la contrainte légale, c'est donc la propension du droit à normaliser la vaccination qui fut mise à l'épreuve dans les années 1950. Les limites de l'obligation n'échappèrent pas aux autorités : après la loi de 1964 prescrivant la vaccination « universelle » contre la poliomyélite, plus aucun texte de ce type ne fut voté en France au XXe siècle.

Le BCG, une stabilisation sans fin

Le vaccin contre la tuberculose, qui porte le nom de ses concepteurs – l'acronyme BCG se déroule en « bacille de Calmette et Guérin » –, est le plus utilisé de tous les vaccins. Environ 4,5 milliards d'individus l'ont reçu depuis les années 1920. Mais ce succès reste pour le moins équivoque. Censé prévenir l'apparition d'une maladie infectieuse qui, malgré le renfort d'antibiotiques efficaces à partir des années 1940, n'a jamais été réellement maitrisée à l'échelle internationale, le BCG a suscité des questionnements continus sur son innocuité et, surtout, son efficacité.

Après avoir consacré seize années, entre 1905 et 1921, à atténuer la virulence de l'agent infectieux qui compose leur vaccin, les pastoriens Albert Calmette et Camille Guérin se démenèrent pour faire valoir son utilité. Une fois les outils du laboratoire bactériologique mobilisés, ils expérimentèrent le BCG à l'hôpital sur des enfants dont l'entourage était malade de la tuberculose. À partir de 1927, les essais prirent une dimension plus importante, avec des campagnes lancées en métropole, en Algérie, en Afrique-Occidentale française et en Indochine. L'année suivante, des scientifiques rassemblés par la Section d'hygiène de la Société des Nations confirmèrent son innocuité et un certain niveau d'efficacité, tout en appelant à confier sa production à des bactériologistes chevronnés[2]. En raison des faiblesses statistiques des études de l'Institut Pasteur, raillées par des savants européens, c'est un essai organisé par les étatsuniens Esmond Long et Joseph Aronson à la fin des années 1930, dans des réserves navajos, qui emporta la conviction de nombreux médecins étrangers avec un taux d'efficacité estimé à 80 %. Un beau résultat qui ne suffit pas à mettre un terme au débat puisque les essais suivants produisirent des taux d'efficacité oscillant entre… 0 % et 80 %.

Si la diffusion mondiale du BCG permettait, en théorie, de multiplier les démonstrations de son efficacité dans des conditions qui, sans être tout à fait normalisées, n'étaient pas pour autant présentées comme expérimentales, elle comportait aussi un risque. Car la souche vaccinale du BCG, de la matière vivante, se caractérise par sa variabilité. Or, à la fin des années 1920, l'Institut Pasteur n'avait pas les moyens de contrôler la production internationale issue de la souche qu'il mettait à disposition de collaborateurs et donc d'assurer une quelconque forme de standardisation. Confortées par la prise de position de la Société des Nations, les autorités de Lübeck, ville hanséatique du nord de l'Allemagne, organisèrent en 1930 une campagne de vaccination qui se solda par la mort de soixante-seize nouveau-nés. La production locale avait été défaillante, laissant des souches virulentes contaminer le BCG administré aux Lübeckois. Un grand procès organisé peu après donna à la catastrophe une caisse de résonnance internationale. Y furent abordées des questions fondamentales sur le contrôle et l'administration de ces produits. Le problème du consentement des parents, posé lors de l'audience, fit également l'objet d'un débat au parlement allemand. Le médecin et député socialiste Julius Moses, fervent défenseur du droit des malades, étrilla une médecine moderne qui, selon lui, faisait passer les progrès de la science avant le bien-être des individus. Il considérait qu'un peuple souverain n'avait aucun intérêt à abandonner sa santé aux décisions du corps médical. L'affaire fut très suivie par la presse hexagonale, même si cette dernière se passionna moins pour les enjeux éthiques que pour la défense d'une technologie française[3].

Les interrogations sur les qualités du BCG ne s'évaporèrent pas au lendemain de la Seconde Guerre mondiale. Mais l'état d'esprit avait changé. Comme le résume l'historien Christian W. McMillen, « les gens voulaient que ça marche[4] », en particulier les responsables des organisations internationales récemment créées. Même les scientifiques les plus sceptiques estimaient qu'il aurait été criminel de ne pas soutenir la diffusion du vaccin dans ce contexte de reconstruction, où la santé s'intégrait à un grand récit sur le bien-être physique et social. Il fallait essayer, ce à quoi s'employèrent la Croix-Rouge danoise et l'UNICEF, bientôt rejoints par l'OMS, avec la mise en place, en 1947, d'une campagne internationale de vaccination contre la tuberculose en Europe, la première d'une série de programmes conçus autour d'une technologie unique. Son ampleur inédite justifia un investissement accru dans la standardisation. C'est d'ailleurs pour répondre aux besoins de contrôle et d'homogénéisation engendrés par cette initiative que les deux départements de recherche du CIE furent conçus :

> N'y avait-il pas moyen [...] d'éprouver les vaccins avec quelque précision en utilisant conjointement l'observation du sujet vacciné et les épreuves de laboratoire ? Tel est le problème auquel la Station pilote et les laboratoires du Centre international de l'enfance se sont attaqués, en s'appliquant particulièrement à l'étude du BCG sec [lyophilisé][5].

La standardisation s'y décomposait en deux types d'opérations : des tests biologiques, qui revenaient au laboratoire, et un ensemble d'essais cliniques visant à classer les vaccins et à explorer les variables altérant leurs performances. Opérationnelle avant la création formelle du CIE, la Station pilote prit en charge ce programme en testant les réactions immunitaires au BCG chez l'enfant.

Ludwik Rajchman et Robert Debré participèrent activement à la conception du premier volet, européen, de la campagne internationale de vaccination par le BCG, qui se prolongea à la fin des années 1940 dans d'autres parties du monde, dont les territoires colonisés d'Afrique du Nord, sous la direction notamment de Raymond Mande. Les patrons du CIE ne se ménagèrent pas pour diffuser le BCG. Toutefois, c'est au prix d'une contradiction importante que leur base arrière parisienne devint une institution de référence sur la standardisation. La tuberculose était l'exemple même d'une « maladie sociale » : les scientifiques reconnaissaient que l'amélioration de l'hygiène, de l'habitat ou de l'alimentation faisait chuter la prévalence du bacille. Or, le choix de se concentrer sur le BCG, une réponse technique et imparfaite à une maladie dont la diffusion dépendait de facteurs sociaux, dissonait avec l'approche holistique promue par Robert Debré et rapidement incarnée par les enseignements dispensés au château de Longchamp. Mais ce paradoxe ne touchait pas que le CIE. Alors que les textes fondateurs des organisations onusiennes portaient un discours sur les conditions de vie dans le monde moderne, l'OMS et l'UNICEF mirent d'abord sur pied des campagnes qui se résumaient à des vaccins, des antibiotiques ou des pesticides. Or, ces *magic bullets* n'avaient pas le potentiel de réformer la société ou de transformer les infrastructures sanitaires.

Dans les années 1950, la standardisation du BCG demeurait un problème épineux. Aucune ampoule n'était identique. Elles renfermaient des colonies de bacilles vivants que les laborantins dénombraient selon des méthodes variant au gré des institutions. Personne ne s'étonnait que deux laboratoires trouvent un nombre différent de bacilles dans la même ampoule car il y avait peu de chance qu'ils aient utilisé la même méthode de dénombrement. Par ailleurs, les concentrations variaient à l'intérieur d'un lot. Un moyen de gérer cette incertitude consistait à corriger les résultats de l'observation par la statistique, ce à quoi s'essaya la statisticienne du CIE, Évelyne Orssaud, avec Daniel Schwartz. Enfin, les conditions d'observation expérimentales ne rendaient pas compte des altérations subies par les vaccins sur le terrain. Chaleur, lumière, vieillissement, de nombreuses variables affectaient les qualités de ces produits fragiles.

La détermination de l'efficacité du vaccin était elle-même un véritable casse-tête. Il n'y avait aucun moyen de savoir, après analyse sanguine, si un BCG avait immunisé correctement un individu contre la tuberculose. Pas un test sérologique n'en rendait compte, puisque la production d'anticorps ne joue pas de rôle important pour *Mycobacterium tuberculosis*. L'immunité acquise contre la tuberculose est dépourvue de « support[6] ». Deux solutions se dégageaient : attendre des années l'apparition de malades dans des cohortes d'individus vaccinés en déployant une logistique administrative considérable, ou observer les réactions d'hypersensibilité des sujets immunisés.

La Station pilote opta pour la seconde option. La norme était d'utiliser de la tuberculine, une lipoprotéine extraite du bacille qui déclenche une réaction inflammatoire chez les individus immunisés. Toute personne exposée au germe ou au vaccin possède des lymphocytes T réactifs à cette substance. Son utilisation suppose que l'hypersensibilité et l'effet protecteur du vaccin soient liés, une hypothèse controversée. Les médecins du CIE mesuraient le niveau de réaction allergique à la tuberculine avant et après l'injection d'un BCG grâce à deux tests, la pose d'un patch à la tuberculine sur la poitrine et l'injection de tuberculine dans l'avant-bras. Ils en déduisaient ensuite la performance du vaccin. S'ajoutait une observation simple, la recherche d'une inflammation des ganglions, dite « adénite », au niveau de l'aisselle. Pendant près de quinze ans, le personnel du CIE passa au crible des dizaines de vaccins en répétant ce protocole identique, décrivant, enfant après enfant, le type de réaction allergique associé à un BCG donné. À partir de 1952, le CIE se concentra sur les BCG lyophilisés, plus stables, en passe de devenir les plus utilisés.

Une dizaine de personnes travaillaient à la Station pilote – deux médecins, une assistante sociale, deux infirmières, deux secrétaires, une sténodactylo et un chauffeur – dont une partie se déplaçaient dans les écoles pour vacciner les enfants et les adolescents. Depuis la loi du 5 janvier 1950, le BCG était obligatoire et l'État exigeait des départements qu'ils organisent des sessions de vaccination dans les établissements scolaires. Le CIE bénéficiait donc d'un cadre législatif favorable, voire d'une véritable demande institutionnelle. Les premières études furent menées dans des écoles primaires et des collèges de Seine-et-Marne. Chaque essai donnait l'occasion d'instruire le personnel scolaire et la famille. Selon un schéma classique dans l'histoire de l'expérimentation, la Station pilote complétait l'administration des vaccins et le contrôle des sujets par de la propagande, comme la tenue de « conférences aux membres du corps enseignant et aux parents d'élèves avec projection du film “Le BCG te protégera”, articles dans les journaux locaux[7] ». Entre 1948 et 1958, la Station Pilote vaccina 40 404 enfants au BCG. Dans les années 1980, lorsqu'elle informatisa ses services, les 100 000 fiches conservées soulevèrent suffisamment d'interrogations relatives au traitement et à la confidentialité pour qu'un avocat soit contacté.

Les médecins du château de Longchamp reconnaissaient le caractère besogneux de l'entreprise, sans parler du fait qu'une réaction allergique à la tuberculine n'était qu'un indicateur discutable. « À partir de 1960, écrit Colette Fillastre, le contrôle des vaccins BCG utilisés par la Station pilote était devenu un travail routinier[8]. » Ces essais continuèrent tout de même à un rythme moins soutenu pendant plusieurs décennies, répondant à la volonté des responsables du CIE, intacte jusqu'à la disparition du centre, d'améliorer et de défendre le BCG à l'échelle internationale.

> Il est permis de considérer comme bien laborieuse une méthode d'évaluation d'un vaccin fondée sur plusieurs techniques expérimentales, voire cliniques, écrivent Robert Debré, René Dubos et François Michel Lévy en conclusion d'un ouvrage paru en 1966. La nécessité de s'imposer un tel effort avec le BCG nous paraît néanmoins certaine, car, si l'utilité de la vaccination est encore parfois contestée, c'est essentiellement en raison des médiocres résultats obtenus avec des préparations peu actives[9].

Limites de la contrainte légale

Tandis que ces médecins étaient occupés à contrôler l'efficacité du BCG, les parlementaires peaufinaient l'arsenal législatif. Avant les années 1950, trois vaccinations étaient obligatoires : contre la variole, la diphtérie et le tétanos. La loi de janvier 1950 instaurant l'obligation de vaccination contre la tuberculose fut votée à la quasi-unanimité – quatre députés seulement s'y opposèrent. Un consensus s'était instauré après la publication par le gouvernement, en 1947, de plusieurs circulaires prescrivant cette vaccination aux élèves infirmières, aux étudiants en biologie et en médecine, ainsi qu'aux pupilles de la nation[10]. Au Parlement, le soutien au projet de loi reposait sur le constat d'une situation sanitaire critique et une exagération de la popularité du BCG à l'étranger. Le rapporteur du texte, le sénateur Bernard Lafay, prétendit que neuf pays avaient recours à l'obligation, alors que seule la Norvège avait légiféré en ce sens, une inexactitude relevée plus tard par Marcel Lemaire, le président de la Ligue nationale contre les vaccinations[11].

Loin de mettre un terme aux débats, la mise en place de l'obligation vaccinale les raviva, en premier lieu au Palais-Bourbon. L'entente constatée lors du vote, à la veille des vacances de Noël, laissa place à l'effervescence et au pluralisme caractéristiques du régime parlementaire de la IVe République. Si toutes les prises de parole ne condamnaient pas le texte, les critiques n'étaient pas rares et elles transcendaient les clivages partisans. Le problème des accidents et du contrôle commença par s'inviter dans l'hémicycle. Puis, en décembre 1951, la commission des finances proposa de réduire les crédits alloués par l'État à la vaccination contre la tuberculose au prétexte que ses résultats seraient « particulièrement discutables[12] ». En 1954, le député démocrate-chrétien Roger Duveau recourut au même qualificatif : « la pratique de la vaccination par le BCG aboutit à des résultats tellement discutables que la plupart des pays civilisés, loin de la rendre obligatoire, ne l'emploient qu'avec la plus grande prudence[13] ». Irène de Lipkowski, seule femme élue sous les couleurs du parti gaulliste, regretta le caractère « brutal » de la contrainte[14]. L'organisation des campagnes et l'implication de la médecine scolaire furent également mises en cause, au nom du libre choix du praticien. Parmi les députés critiques, c'est le socialiste René Arbeltier, lui-même médecin, qui fit preuve de la plus grande créativité dans ses interventions : il cita des accidents, réclama la référence exacte des visas accordés aux vaccins, des précisions sur le statut juridique de l'Institut Pasteur et pointa la contradiction entre les sanctions encourues par les enfants non vaccinés, susceptibles d'être exclus de l'école, et le principe de l'obligation scolaire.

Ces débats faisaient écho aux « ragots parus dans une certaine presse[15] ». La communiste Germaine François cita le magazine populaire *France-Dimanche* qui reproduisit à l'hiver 1951 « une grande photographie montrant une dizaine d'enfants torse nu qui vont être vaccinés, avec cette légende en grosses lettres : "Parents, on conduit vos enfants vers la mort[16]" ». Elle fit aussi référence à une publication spécialisée, *Libre Santé*, dont la première livraison, en novembre 1949, précéda de quelques semaines le vote de la loi. Le sujet presque exclusif du mensuel était, comme l'énonça le premier éditorial, « celui des vaccinations, dont la généralisation légale obligatoire expose aux plus graves dangers[17] ». Le rédacteur en chef, Louis Gastin, un futur membre de la Ligue, avait déjà dirigé l'éphémère hebdomadaire *Le Droit de guérir* (1929-1930). Viscéralement opposée à l'obligation légale, *Libre Santé* renouait avec un antipasteurisme savant. Des articles questionnaient le mode de fonctionnement des vaccins. D'autres mettaient l'accent sur une absence d'efficacité ou sur les effets secondaires. Les auteurs appelaient aussi à la mobilisation des lecteurs. Recourant au lexique de la croisade, la revue enjoignait d'écrire aux élus ou de participer à une souscription pour les victimes d'effets secondaires graves.

Ainsi fut posé le répertoire dans lequel puisa, à sa création en 1954, La Ligue nationale contre les vaccinations. Elle fut, en France, le premier groupe organisé d'opposants et le seul à l'échelle hexagonale jusqu'aux années 1990. Sa décennie de naissance interroge car la résistance à l'obligation vaccinale constitue une expérience capitale de la modernité politique, à la croisée du rapport à l'État et au corps[18]. La Grande-Bretagne, l'Allemagne, le Raj britannique, l'Ouganda, le Brésil, pour ne citer que les exemples les plus étudiés, ont vu se développer d'importants mouvements de contestation dans la seconde moitié du XIXe siècle et au début du XXe siècle. Mais, en France, à la différence des voisins européens, l'application de l'obligation de vaccination contre la variole, instaurée tardivement en 1902, fut trop molle pour justifier des expressions collectives de refus. Des pamphlets et des tribunes furent certes publiés dans l'entre-deux-guerres mais aucune association structurée ne vit le jour. La donne changea après la Seconde Guerre mondiale, lorsque la construction de l'État providence s'accompagna de « sollicitude à la santé de la population humaine[19] ». Les maladies infectieuses faisaient l'actualité des journaux – persistance de la tuberculose, arrivée de la poliomyélite, percées régulières de la grippe. Or, les qualités « discutables » du BCG n'échappèrent pas à ses détracteurs, pas plus que le grave accident de Lübeck.

Marcel Lemaire, le fondateur de la Ligue, « est commerçant, il vend des fournitures de bureau[20] ». Sa légitimité s'enracinait dans sa qualité de père de famille. Selon le récit porté par l'association, il avait ressenti une révolte de gens respectables, soucieux du bien-être de leur progéniture. Une photographie plusieurs fois reproduite le montre en angle plongée, son fils sur les genoux. Tous deux sourient en communion. La légende déclare, proverbiale : « Tu ne seras pas vacciné, mon enfant ! » Avec la grandiloquence des grandes causes, le rédacteur en chef de *Point de vue. Images du monde*, le magazine couvrant l'actualité des familles royales, parvint à saisir le dévouement qui animait Lemaire. Le portrait qu'il lui consacre fait également ressortir les traits de l'association, comme sa forme particulière d'opposition aux autorités, à la fois courtoise et procédurière, ainsi que la sociologie de notables qui caractérisait la direction. En dehors de la production de propagande, la Ligue consacrait ses ressources à défendre « les réfractaires » devant les tribunaux – un service rendu aux 30 000 familles adhérentes revendiquées en 1959 – d'où l'importance des avocats alliés et membres du conseil d'administration, mis à l'honneur dans cet extrait :

> Rien, absolument rien ne faisait penser qu'il [Marcel Lemaire] deviendrait un jour président d'une Ligue, directeur d'un journal et qu'à l'instar de « The National Antivaccination League » il tiendrait des réunions publiques pour lutter contre les vaccinations obligatoires.
> Cela s'est passé en 1952. M. Lemaire recevait une convocation pour que soit vacciné son jeune fils âgé de trois ans.
> M. Lemaire avait lu différents ouvrages où la vaccination était mise en cause et en particulier les livres du Dr Chavanon : *Nous les Cobayes*, *La guerre microbienne est commencée*, *On peut tuer ton enfant*.
> Surpris par le ton violent et les arguments troublants du Dr Chavanon, M. Lemaire s'intéressa au problème et constata vite que le Corps Médical était en complet désaccord sur la question.
> Pour M. Lemaire l'aventure commençait. Il aurait pu, comme le faisaient jusqu'alors la plupart des parents désireux de soustraire leurs enfants aux obligations vaccinales, demander à un médecin ami de lui délivrer un certificat de contre-indication.

Cependant – puisqu'il considérait que la vaccination pouvait compromettre la santé de son enfant, en même temps que son obligation constituait une atteinte à sa liberté de citoyen – il jugea plus honnête de s'opposer ouvertement à la loi.
Il retourna donc la convocation au Maire.
Ce fut le Préfet qui répondit que la Loi était formelle : il avait un mois pour se mettre en règle avec elle.
M. Lemaire confirma au Préfet sa position. Cette fois, il est convoqué chez le commissaire de police. Celui-ci est bon enfant.
– Faites comme tout le monde, voyons. Vous allez vous attirer des histoires ! Les vaccinations ne sont pas dangereuses et elles protègent votre enfant.
– C'est votre avis, Monsieur le Commissaire, ce n'est pas le mien.
– Dans ce cas, je vous dresse contravention.
Et c'est ainsi qu'en mars 1953 M. Lemaire se retrouva devant le tribunal de simple police qui le condamna à 100 francs d'amende. M. Lemaire n'accepta pas ce jugement et signa son pourvoi en cassation. La presse s'empara alors de l'affaire. Des centaines de milliers de parents qui pensaient comme M. Lemaire lui écrivent, lui suggèrent de fonder une ligue.
Spontanément, pour appuyer cette suggestion, Me Hoffet, Avocat, se proposait comme vice-président : il avait perdu un enfant à la suite de la vaccination par le BCG.
M. Deretz avait, lui, perdu un fils à la suite de la vaccination antidiphtérique-antitétanique. Il s'offrit également à faire partie du Bureau.
Me Moreau, qui avait pendant des années souffert d'une néphrite consécutive à une vaccination triple en 1939, constitua

> la société. C'est lui qui avait assisté M. Lemaire lors de son procès.
> C'est ainsi que le 9 juin 1954 fut créée à Paris la "Ligue Nationale Contre les Vaccinations".
> Pauvre M. Lemaire ! Dès lors, c'en fut fini de sa tranquillité. Il fut soumis à un travail de bagnard. Des milliers de lettres à écrire, des affaires à suivre, un dialogue constant avec le ministère de la Santé Publique. Il donna son temps, son argent, jusqu'aux limites de ses possibilités[21].

L'article fait partie d'un long feuilleton intitulé « Anarchie dans la médecine » dont la publication, très remarquée, s'est étalée sur dix-neuf numéros entre l'hiver et le printemps 1956. Cette série relate les refus ordinaires de l'obligation vaccinale, met à l'honneur les contradicteurs de Pasteur et les incertitudes entourant le BCG, et se conclut par une biographie graphique de Samuel Hahnemann, l'un des inventeurs de l'homéopathie, le tout entre des reportages sur le « drame » algérien et les allées et venues de la Couronne britannique.

En réaction aux articles de *Point de vue*, une journaliste de *Demain*, « hebdomadaire de la gauche européenne », consacra une double page au « poujadisme antivaccinal[22] ». « Contre le poujadisme sous toutes ses formes (c'est-à-dire contre une certaine sottise nuancée d'égoïsme et de vanité) on n'a pas, encore, hélas, découvert de vaccin. » L'auteure fit peu de cas des efforts déployés par les militants antivaccinaux – « des gens qui se considèrent comme fort éclairés » – pour parler les langages de la médecine et du droit. Le dédain ne coûtant rien, un chroniqueur du *Figaro* ironisa de son côté sur « les impulsions de leur génie[23] ». Or, si les opposants à la vaccination reprirent laborieusement des idées erronées ou dépassées, comme celle niant la contagiosité de la tuberculose, ils parvinrent aussi à mettre le doigt sur des questions faisant débat parmi les médecins, relatives par exemple aux limites du BCG ou aux problèmes posés par la distinction entre allergie et immunité. Évitant de se positionner systématiquement en dehors de la science légitime, leurs périodiques contenaient des reproductions d'articles extraits de revues médicales. Certaines de leurs thèses ont rencontré un large succès, comme l'idée selon laquelle le reflux des maladies infectieuses s'expliquerait avant tout par une amélioration de l'hygiène et des conditions de vie, indépendamment des avancées de la médecine. On retrouve l'argument dans les publications de la Ligue, dans *Point de vue*, qui imprima un diagramme montrant une décrue de la diphtérie enclenchée avant le recours massif aux vaccins, mais aussi dans les travaux d'universitaires critiques. L'historien et démographe britannique Thomas McKeown l'étaya dans une série d'articles influents parus entre 1955 et 1972[24].

Forgée par un médecin membre du Conseil supérieur d'hygiène publique de France, l'expression de « poujadisme vaccinal » instaure un rapprochement problématique entre les opposants à la vaccination et le parti de Pierre Poujade, l'Union de défense des commerçants et artisans (UCDA), en voie de radicalisation après son entrée inattendue au Palais-Bourbon, à l'issue des élections législatives de janvier 1956. Il est vrai que les deux mouvements se formèrent autour de petits commerçants, spécialisés de surcroît dans le même domaine (Poujade vendait de la papeterie). Les deux hommes étaient en outre attachés au terme de « ligue », un vocable issu de l'histoire britannique de l'opposition au vaccin contre la variole, qui faisait écho, dans le contexte français, aux ligues fascistes de l'entre-deux-guerres dont Poujade avait capté l'héritage politique. Cependant, à la différence de l'UCDA, l'association de Lemaire ne portait pas de projet de société au-delà de l'abolition des obligations vaccinales. Le journal de la Ligue ne s'insurgeait pas contre les institutions de la République, mais contre le pouvoir jugé excessif des promoteurs de la vaccination. *Knock* (1926), la pièce de Jules Romain raillant l'arrogance des médecins, était une référence des milieux antivaccinaux. Avec un sens évident du sobriquet, *Vaccinations ou santé* qualifia les employés du CIE de « bécégistes » en référence à la bécégite, une complication du vaccin contre la tuberculose. Loin de pratiquer l'antiparlementarisme – le trait caractéristique du poujadisme[25] – la Ligue parvint à nouer des alliances avec des députés. En 1955, des socialistes de la Chambre déposèrent une proposition de loi visant à indemniser les accidentés de la vaccination, à l'initiative de René Arbeltier, nommé vice-président de la Ligue deux ans plus tard.

Les militants antivaccinaux mirent à l'épreuve l'effectivité de la contrainte légale en exploitant ses limites. En théorie, les parents qui refusaient l'un des quatre vaccins obligatoires à leur enfant encouraient des sanctions pénales et administratives, à commencer par une interdiction d'inscription en collectivité. Cependant, si elles n'étaient pas inexistantes, ces sanctions se révélèrent rares et difficiles à appliquer. Peu de parents contrevenants furent jugés. Les juristes se référaient systématiquement à un arrêt du Conseil d'État de 1958 favorable à la puissance publique, dit « arrêt Graff (et époux

Reyes) », qui débouta un couple contestant le refus d'inscription de leur enfant dans une école du Bas-Rhin pour non-vaccination contre la diphtérie et le tétanos. Dans une note de mars 1962, qui s'ouvre par le constat d'une application très médiocre de l'obligation vaccinale (57 % de vaccinés parmi les assujettis à la vaccination antidiphtérique-antitétanique, mais la statistique est faussée par l'importante sous-déclaration des médecins traitants), le directeur général de la Santé, Eugène Aujaleu, nuança la victoire représentée par l'arrêt Graff. Il expliquait que les services de l'Éducation nationale refusaient, la plupart du temps, d'exclure les élèves au nom de l'obligation scolaire, un principe fondamental de la République depuis la fin du XIXe siècle. L'administration communiquait certes la liste des réfractaires aux instances départementales de santé. Mais ces dernières ne disposaient que d'un an pour poursuivre les familles, à compter de l'âge limite auquel les enfants auraient dû être vaccinés, un délai trop court pour engager des poursuites[26]. En 1958, la Ligue inséra dans son journal un tableau détachable, plusieurs fois mis à jour, récapitulant les risques encourus pour non-vaccination ainsi que les stratégies à suivre en fonction des périodes légales d'obligation. Prenons l'exemple des anatoxines tétaniques et diphtériques : les parents n'étaient plus tenus de faire vacciner leur enfant après l'âge de 10 mois mais restaient passibles d'une amende jusqu'à son 30e mois. La forme tabulaire et la dimension chronologique de ce mode d'emploi de l'évitement annoncent les calendriers vaccinaux, l'invention qui permit aux autorités sanitaires, comme nous le verrons dans le chapitre suivant, de dépasser les limites de la contrainte légale. Les responsables sanitaires n'ignoraient pas que les familles persévérantes échappaient à l'obligation, c'est pourquoi les sanctions financières, jugées jusque-là « inopérantes en raison de leur modicité[27] », furent renforcées en 1973.

Un cadre légal pour les accidents

Volet final de la « fièvre législative », la loi du 1er juillet 1964 introduisit l'obligation de vaccination contre la poliomyélite, un vaccin disponible en France depuis 1956. Dans les années 1950, le virus y sévissait moins violemment qu'en Europe du Nord et qu'aux États-Unis, ce qui n'empêchait pas de recenser environ 2 000 cas par an, concentrés lors d'épidémies estivales[28]. Si la maladie restait en général bénigne, les formes graves à l'origine de paralysies contre lesquelles il n'existait pas de remède nourrissaient une grande inquiétude. « Les ravages de la polio en ont fait depuis quelques années l'ennemi n° 1[29] », déclarait un journaliste de *Demain*. Les poumons d'acier sauvaient les patients de l'asphyxie en mécanisant leur respiration mais les condamnaient à une pénible existence horizontale, sans aucune autonomie, et coûteuse pour l'État. Les paralytiques vivaient dans des services hospitaliers dédiés, comme celui de Claude-Bernard à Paris, qui se spécialisa dans la réanimation pour anticiper des vagues de polio. L'annonce de la commercialisation à grande échelle du vaccin Salk en 1954, à l'issue d'un gigantesque essai organisé aux États-Unis, fut donc très positivement accueillie. Mais l'accident de la firme californienne Cutter, qui survint l'année suivante, émut la population outre-Atlantique. L'événement, amplement couvert en France, révéla la précipitation avec laquelle la production en masse avait été lancée et confiée à plusieurs petits producteurs. Il semble en fait, rétrospectivement, que tous les concurrents montraient de graves défauts dans leur protocole d'inactivation, mais que Cutter, pour son malheur et celui des enfants vaccinés, les cumulait tous : d'où la centaine de décès qui marqua l'année 1955[30].

Peut-être à cause du « Cutter Incident », la première réaction des Français fut de bouder les centres de vaccination contre la poliomyélite installés par les autorités en 1957. « C'est à partir de mars 1958 que la demande a brusquement augmenté dans des proportions telles que les stocks de vaccin (forcément limités étant donné la conservation difficile du produit) ont été rapidement absorbés[31]. » On comptait 10 millions de personnes vaccinées à la fin du mois de juin 1962, dont 60 % des moins de 15 ans. Des chiffres satisfaisants qui ne justifiaient pas d'instaurer une obligation supplémentaire aux yeux de l'Académie de médecine. Parce qu'un tel projet avait déjà été soumis au Parlement en 1962 et que le gouvernement voulait s'assurer que la population continuerait de se faire vacciner, une fois la crainte de la maladie dissipée, la loi fut tout de même votée en 1964. Entre deux lectures, les parlementaires abandonnèrent un article interdisant la propagande antivaccinale. Quoique condamnant unanimement les militants opposés à l'obligation, la Chambre basse de la Ve République se laissa convaincre par le gouvernement, les sénateurs et le président de la Ligue des droits de l'homme de ne pas attenter à la liberté d'opinion.

Cette loi accorda aussi une reconnaissance légale aux victimes d'accidents vaccinaux, une première dans l'histoire française. Jusque-là, une victime n'avait pas d'autre choix que de se tourner vers la justice administrative, sans aucun espoir de remporter un procès si elle n'apportait pas la preuve d'une faute médicale ou d'un défaut de fabrication. Pour remédier à ce vide juridique – la plupart des accidents ne résultent pas d'une erreur ou d'un produit corrompu, ils traduisent une mauvaise réaction immunologique que la recherche de contre-indications médicales doit prévenir –, la loi de 1964 établit le principe d'une responsabilité sans faute de l'État. Depuis l'élaboration du code civil en 1804, une longue transformation du droit français s'est effectuée sous l'influence du modèle assurantiel. Les travaux de François Ewald ont montré comment une logique du risque s'est progressivement substituée à une logique de la faute[32]. Ce glissement a libéré la justice de considérations sur la responsabilité individuelle et la recherche de coupable pour une vaste gamme de préjudices et ainsi introduit la possibilité d'une réparation. Dans les années 1960, la notion de responsabilité sans faute émergea dans deux autres domaines du droit public : les accidents nucléaires et les préjudices liés aux entraînements militaires. Nucléaire, armée, santé publique, cette catégorie nouait les branches d'une gouvernementalité moderne.

Cependant, le Parlement se contenta d'une demi-mesure en matière de vaccination. La loi de 1964 limitait l'indemnisation des accidents aux vaccinations obligatoires effectuées dans les centres agréés, inscrits sur une liste établie par décret. La responsabilité de l'État ne s'appliquait donc pas aux vaccinations administrées par un médecin de famille, ni à celles qui n'étaient que recommandées. L'État expliquait qu'il devait contrôler la réalisation de l'acte, de façon à exclure les suspicions d'erreur. Lors de la discussion du texte, la commission des affaires sociales du Sénat tenta en vain d'élargir la responsabilité sans faute à tous les accidents imputés à des vaccinations obligatoires, en vertu du libre choix du médecin. Le ministère de la Santé publique et de la Population résista : « entre l'État et la victime, commentait un juriste, le lien que constitue le seul caractère obligatoire de l'opération apparaît trop lâche[33] ». L'indemnisation *a minima* satisfaisait les instances consultatives. Saisie en 1970 sur une extension de la loi de 1964, la section d'épidémiologie du Conseil supérieur d'hygiène publique de France considéra, par la voix de Raymond Mande, que rien ne justifiait une extension de la responsabilité de l'État. Peut-être pour ne pas donner l'impression de céder aux militants antivaccinaux, Mande défendit le *statu quo*, alors que plusieurs plaignants avaient déjà attaqué la distinction entre centre agréé et médecin libéral devant les tribunaux administratifs et le Conseil d'État. Des parents expliquaient ignorer cette subtilité juridique avant de faire vacciner leur enfant.

En 1962, Colette Fillastre et l'assistante sociale du Centre international de l'enfance, Suzanne Partouche, mirent sur pied ce qui fut sans doute la première série d'enquêtes françaises sur la perception de la vaccination en général – reconnue excellente – et du BCG en particulier – moins bonne. Plus de dix ans après l'instauration de l'obligation, près de 50 % des parents interrogés restaient opposés au vaccin. Au niveau national, moins de la moitié de la population l'avait reçu en 1957. Pour les auteures, cette performance médiocre s'expliquait par le peu d'empressement de l'État à publier les décrets d'application, l'opposition de certains médecins et un déficit d'information. L'enquête ne s'appesantissait pas sur les doutes entourant le vaccin lui-même. En tout état de cause, cette vaccination étaya l'idée selon laquelle le droit n'avait pas le pouvoir, à lui seul, de créer des taux élevés. « Le BCG, remarqua Colette Fillastre vingt ans plus tard, n'est pas un vaccin de tout repos et l'obligation légale n'est pas toujours suffisante pour rendre cette vaccination acceptable par les enfants et les familles[34]. » S'ajoutait la prise de conscience que la vaccination était devenue trop complexe, y compris pour les parlementaires disciplinés du début de la Ve République, pour être convenablement gouvernée par des lois, des textes difficiles à faire évoluer au gré des innovations pharmaceutiques et des progrès de l'immunologie. Le juriste qui avait posé le diagnostic d'une « fièvre législative » annonça avec une clairvoyance notable un retrait de l'État :

> Le problème posé est en définitive celui d'un véritable transfert du pouvoir de décision en faveur des techniciens, dans un domaine où le législateur (qui pose les principes de base), le gouvernement (qui en précise les modalités d'application) et le juge (qui les contrôle) se trouvent pratiquement désarmés devant les hommes de l'art[35].

CHAPITRE III

Simplifier l'enfance

À la fin des années 1950, craignant que la multiplication des vaccins ne compromette leur diffusion, Robert Debré et son entourage proposèrent de regrouper un maximum d'injections dans les premiers mois de la vie. Ils mirent au point des calendriers vaccinaux, de simples tableaux qui organisent dans le temps l'administration des doses. Dans la mesure où la majorité des individus ne contestait pas l'autorité des pédiatres, la transformation de la vaccination en une intervention rationalisée, ciblant la petite enfance, était censée à la fois accélérer l'adoption de vaccins récemment disponibles et améliorer les taux existants. Les médecins français n'étaient pas les seuls à espérer que ces outils apportent des solutions à des problèmes pratiques, tout en remédiant aux limites de l'obligation légale. Plusieurs comités furent mis en place pour établir des calendriers au cours de la même période – en 1963 en Grande-Bretagne, en 1964 au Canada et aux États-Unis. Après le lancement, en 1974, du Programme élargi des vaccinations (PEV) – la première campagne internationale de l'OMS portant sur plusieurs maladies infectieuses sans viser pour autant l'éradication – des fonctionnaires internationaux essayèrent à leur tour de concevoir des calendriers adaptés aux pays du Sud.

L'histoire de cette technologie graphique permet de corriger l'idée selon laquelle la vaccination est l'expression directe d'un pouvoir de l'État sur les corps. En effet, à l'origine, les auteurs français de calendriers ne travaillaient pas pour l'administration centrale. Si le gouvernement promulgua un premier calendrier en mai 1960, amendé cinq ans plus tard, il n'avait pas le dernier mot en la matière. Pour reprendre l'expression du pastorien Pierre Lépine, ces tableaux restèrent « semi-officiels[1] » pendant plus de vingt ans, jusqu'à la création, en 1986, d'une instance ministérielle dédiée à leur mise à jour annuelle, le Comité technique des vaccinations. À côté du Centre international de l'enfance, de l'Académie de médecine ou des Centres de protection maternelle et infantile, les industriels diffusaient leurs propres tableaux *via* les réseaux de pharmacies, les publications scientifiques et la publicité, tandis que les grands médecins faisaient valoir leur opinion sur le sujet dans la presse ou à la télévision. Ce pluralisme manifestait l'influence considérable de techniciens qui parvinrent à gouverner la vaccination en maintenant une relative autonomie vis-à-vis du politique. De ce point de vue, les décennies d'après-guerre furent bien l'ère des mandarins.

Les calendriers tiennent compte des prescriptions légales, mais aucun texte n'oblige à respecter l'ordre, le type de combinaison ou les vaccins recommandés qu'ils proposent. Ils appartiennent au domaine des « modalités d'application », un entre-deux que le droit n'atteint pas ou mal. Pourtant, leur capacité à régir et normaliser la vaccination a été jugée suffisamment performante pour écarter toute velléité de faire évoluer la législation. S'ils ne sont pas réductibles à la contrainte légale, ils ne se rattachent pas non plus à de la propagande sanitaire, faute d'avoir suscité d'importants discours institutionnels en direction du public. En un mot, ils ouvrent une troisième voie : entre coercition et éducation.

Le calendrier vaccinal ou le pari de la simplicité

Dans les années d'après-guerre, les spécialistes de santé publique estimaient que la prolifération de nouveaux vaccins et de rappels menaçait une qualité essentielle du dispositif, sa simplicité[2]. Implacablement, l'afflux désiré d'innovation, et notamment « la rapide extension de la vaccination contre la poliomyélite […] avec ses injections multiples[3] », fragilisait un des fondements de cette méthode. « Le nombre d'inoculations a atteint des proportions stupéfiantes[4] », observa un pédiatre britannique en 1954. Le phénomène n'échappa pas à *Point de vue. Images du monde*, qui consacra en 1956 un article au « danger des vaccinations multipliées et obligatoires » : « Dans le délire légiférant qui stigmatisera notre époque aux yeux de la postérité, des ministres éphémères édictent vaccination sur vaccination. Les médecins en rougissent et le peuple est dégoûté. Biologiquement parlant, rien ne prouve que l'une ne fait pas tort à l'autre[5]. » Quinze maladies, dont la poliomyélite, disposaient alors d'un vaccin (et d'un cortège de rappels).

L'idée de simplicité avait jusqu'alors justifié l'adoption d'une intervention qui, en médecine humaine comme vétérinaire, n'était pas la seule disponible pour lutter contre les épidémies. Le bactériologiste Hyacinthe Vincent, l'un des concepteurs du vaccin contre la fièvre typhoïde, expliqua en 1911 à l'Académie de médecine qu'une bonne prophylaxie devait présenter « à la fois le maximum d'immunisation et le minimum d'inconvénients[6] ». Il se référait par là au risque d'accident, bien sûr, mais aussi à la complexité de l'usage. Une décennie plus tard, Albert Calmette et Camille Guérin vantèrent la simplicité et le bas coût du BCG devant les éleveurs, par comparaison avec l'abattage d'un troupeau contaminé[7]. L'arrivée des antibiotiques n'affaiblit pas ce faisceau d'arguments favorables à la vaccination : mieux vaut prévenir que guérir, et, avec les résistances biologiques auxquelles ils donnent lieu, les antibiotiques n'étaient pas non plus dépourvus de défaut. En 1962, le directeur de la London School of Hygiene and Tropical Medicine, G.S. Wilson, célèbre pour sa somme recensant les accidents vaccinaux depuis le XIXe siècle, proposa cinq règles élémentaires applicables à tout vaccin. La troisième énonçait : « Doit être facile à administrer[8]. » La simplicité se rapportait à deux choses : les techniques d'administration et le nombre d'injections. Depuis les travaux du bactériologiste italien Aldo Castellani dans les années 1900, poursuivis à l'Institut Pasteur par Gaston Ramon, le nombre d'injections était contrôlé grâce à l'association des antigènes, un procédé à l'origine du fantasme de la dose unique, résumé par le médecin militaire René Labusquière : « l'idéal lointain, encore utopique, étant le cocktail complet de tous les vaccins mélangés dans une même ampoule à injecter en une seule fois[9] ».

Les calendriers vaccinaux élargissaient l'éventail des techniques de simplification. Ils furent mis à l'ordre du jour de plusieurs événements scientifiques dans la seconde partie des années 1950, dont l'une des rencontres de l'International Alliance for Biological Standards[10]. Puis, en 1959, deux conférences entièrement dédiées à ce sujet se tinrent au Wellcome Trust à Londres et au château de Longchamp à Paris. Dans ces réunions où se retrouvèrent le ban et l'arrière-ban de l'immunologie et de l'épidémiologie des maladies infectieuses, les calendriers renvoyaient à l'ensemble des questions touchant à la simplification :

> L'objectif de toute campagne de vaccination doit être de vacciner le plus grand nombre possible de personnes contre le plus grand nombre de maladies, le plus tôt possible dans leur existence, et de maintenir cette immunité indéfiniment. Pour avoir les plus grandes chances de succès, un programme doit rester aussi simple que possible et doit consister en le plus petit nombre d'injections nécessaires. Plus un programme est compliqué, plus il compte d'injections, plus grande est la probabilité que le calendrier vaccinal ne soit pas suivi[11].

Les scientifiques envisageaient les calendriers comme une extension des vaccins combinés. Ils espéraient que l'injection simultanée de plusieurs antigènes au cours de la même séance, une pratique encouragée par ces tableaux, se transformerait à terme en une injection unique, standardisée et commercialisée sous la forme d'un vaccin combiné. Cette interrelation comportait une dimension immunologique : certains antigènes étaient supposés améliorer – avoir un pouvoir « adjuvant », selon l'expression de Ramon – ou au contraire affaiblir l'action d'un vaccin injecté simultanément. Outre la simplicité et les relations entre antigènes, ces graphiques se caractérisaient par l'âge de leur cible : « Le calendrier vaccinal sera un calendrier des vaccinations du nourrisson et de l'enfant, les injections de rappel se poursuivant chez l'adolescent et l'adulte[12]. »

Des facteurs variant d'un pays à l'autre – la situation épidémiologique, le rythme des consultations pédiatriques, les vaccins utilisés – s'opposaient à la mise au point d'un calendrier universel. Si le principe d'un calendrier régional ou continental était présenté comme un idéal, quoique difficilement accessible, l'absence d'uniformité tranchait avec les entreprises antérieures de réforme des rythmes sociaux[13]. Ainsi, les médecins rassemblés à la conférence de Londres se mirent d'accord sur deux schémas : l'un comprenait des vaccins combinés, l'autre en était dépourvu, car les adjuvants de ces derniers étaient suspectés d'accroître les risques d'effets secondaires.

La conférence organisée au CIE la même année, entièrement dédiée à ce thème, mit en fait l'accent sur les enjeux immunologiques, qui échappent, par définition, aux variations nationales. Raymond Mande explique :

> Le principe de l'efficacité d'une vaccination étant admis, il paraît aller de soi qu'il y a intérêt à en faire bénéficier les enfants le plus tôt possible. Cet axiome mérite cependant d'être corrigé par la considération de trois autres données. Les deux premières tiennent au sujet. Ce sont : a) l'âge auquel l'enfant devient réceptif aux germes ou virus des maladies contre lesquelles on peut le vacciner ; b) l'âge à partir duquel il est capable de réagir à l'introduction des antigènes vaccinaux par la fabrication des anticorps immunisants. La troisième, indépendante du sujet, est représentée par la fréquence, la gravité,

l'allure épidémiologique générale des maladies contre lesquelles une vaccination est possible[14].

Ce basculement – des qualités du vaccin à l'immunité, du produit au nourrisson – marqua la conférence de Paris. Dans sa suite, les essais sur l'âge des primovaccinations viseront non pas à juger un vaccin *per se*, mais par ses interactions avec des systèmes immunitaires en transformation. Le thème se décomposait en deux questions : les anticorps légués par la mère à l'enfant font-ils obstruction à l'action d'un vaccin ? À partir de quel âge un nourrisson produit-il ses propres défenses immunitaires ? Le calendrier des vaccinations devait venir se nicher dans une fenêtre bordée d'un côté par l'éventuelle interférence des anticorps hérités de la mère et de l'autre par l'âge auquel les enfants commencent à être exposés à certains agents pathogènes.

L'insistance sur les premiers mois de la vie n'était pas dénuée de considérations relatives au consentement. L'autorité médicale, prétendait-on, atteignait son point culminant pendant le postpartum : « Nous pensons qu'il est bon de vacciner contre le plus de maladies importantes dans les tout premiers mois de la vie de l'enfant, quand les mères écoutent le mieux l'avis de leur médecin[15]. » Un intervenant espagnol souligna l'importance de « l'éducation sanitaire de la population et en particulier des mères qui sont l'élément le plus facile à toucher[16] », avant d'expliquer que, dans son pays, des calendriers de vaccinations étaient distribués lors de consultations pédiatriques. De son côté, Raymond Mande mit le doigt sur l'absence de peur et de capacité de résistance des nouveau-nés : « L'adoption de ce calendrier a l'avantage de donner à l'enfant la chance de s'immuniser aussi rapidement que possible, à un âge où ses réactions psychologiques aux injections vaccinales sont pratiquement nulles[17]. » Cet argument figurait au rang des « règles de bon sens », énoncées par Jean Zourbas, un spécialiste de la coqueluche, qui conseilla de « grouper le plus grand nombre possible de vaccinations pendant la petite enfance, âge où les réactions vaccinales sont en général les plus faibles, et où le traumatisme vaccinal n'est pas encore une source d'anxiété[18] ». Par ailleurs, derrière un vernis d'universalité, cette petite enfance était morcelée par des préjugés sociaux et raciaux. Plus le contexte familial paraissait défavorisé, plus les médecins estimaient qu'il échappait à leur contrôle et plus la simplification du calendrier paraissait impérative. Ces discussions renforçaient une tendance à faire reposer sur les épaules des nourrissons les avantages et les risques d'une intervention vouée à protéger l'ensemble de la société, ce qui n'avait rien d'évident. Depuis leur mise au point, les vaccins contre la variole et la tuberculose avaient été injectés à des enfants et à des adultes, pas nécessairement à des nourrissons. Caler si méthodiquement la majorité des injections dans les premiers mois de la vie assurait une audience captive à la vaccination.

Davantage que l'augmentation du nombre d'injections, c'est sans doute l'intense travail sur l'association des doses qui banalisa le motif du trop-plein. Le vaccin diphtérie-tétanos, développé dans l'entre-deux-guerres par Gaston Ramon, était l'association la plus courante en France. Un vaccin mêlant les antigènes de la diphtérie, du tétanos et de la coqueluche était également en cours d'adoption par la population. L'Institut Mérieux commercialisa un vaccin combiné tétanos-polio en 1957 et présenta, la même année, des recherches sur un vaccin diphtérie-tétanos-coqueluche-poliomyélite. De leur côté, les généralistes avaient pris l'habitude, au cours de leurs consultations, de mélanger différents antigènes dans la même seringue pour gagner du temps. Ces cocktails, dits « extemporanés », inquiétaient les spécialistes qui craignaient des accidents de dosage ou une contamination liée à la manipulation, voire à un défaut d'asepsie.

Le début des années 1960 marque donc un tournant, caractérisé par une consolidation du pouvoir des industriels – qui mirent fin aux pratiques individuelles de mélange en standardisant l'association des vaccins – et des grands médecins – qui s'approprièrent le choix de la date et de l'ordre des injections. Ces détails importants étaient omis par les lois, lesquelles faisaient simplement référence à des âges limites (18 mois, par exemple, pour le vaccin diphtérie-tétanos). Robert Debré a subtilement signalé ce transfert d'autorité en direction des docteurs : « L'usage des vaccinations, qu'elles soient obligatoires ou non, est bien entré dans les mœurs, déclarait-il en 1965. Il est maintenant courant que, présentant au médecin son nouveau-né, la mère s'enquiert de l'ordre à prévoir pour les vaccinations[19]. » Les considérations sur l'âge ponctuaient la « conférence télévisée » de Raymond Mande, une interview de style professoral diffusée à la télévision en 1967[20]. En 1970, l'encyclopédie populaire d'Hachette *Médecine pour vous*, un fascicule à livraison hebdomadaire distribué par les buralistes, titrait : « Quand vacciner ? ». « Connaissez-vous le calendrier des vaccinations ? » interrogeaient les auteurs de l'article, avant de présenter un calendrier « proposé par le Professeur J. Boyer », membre de l'Académie de médecine[21].

Dans la longue histoire de la régulation du temps, les États n'ont pas forcément exercé de monopole initial sur les calendriers, mais ils ont cherché à y accéder. Car ces technologies, comme le rappelle Pierre Bourdieu dans son cours *Sur l'État*, créent du consentement en organisant la vie sociale :

> Nous achetons tous les ans un calendrier, nous achetons un cela-va-de-soi, nous achetons un principe de structuration tout à fait fondamental qui est un des fondements de l'existence sociale, et qui fait par exemple qu'on peut prendre des rendez-vous. On peut faire la même chose pour les heures de la journée. C'est du consensus et je ne connais pas d'anarchiste qui ne change pas d'heure lorsque nous passons à l'heure d'été, qui n'accepte pas comme allant de soi tout un ensemble de choses qui, en dernière analyse, renvoient au pouvoir d'État[22] [...].

À la différence des calendriers ordinaires, ceux de la vaccination ne font pas office de document princeps sur lequel se fonde la vie quotidienne[23]. Ils se contentent de structurer le rythme des visites chez le docteur. Leur force ne provient pas de leur primauté, mais de leur capacité à s'intégrer dans un ensemble de prescriptions qui fractionnent le temps de la petite enfance. Les premiers mois de la vie composent une période minutieusement segmentée, marquée par des rythmes en changement permanent et dominée par la relation entre les mères et les médecins. À ce titre, ils constituent un canevas idéal sur lequel épingler une multitude d'injections.

Les rythmes biologiques des nourrissons ont fait l'objet d'une attention soutenue, bien avant la constitution de la pédiatrie en discipline. À la fin de la Renaissance, les médecins, puis les mères, ont commencé à enregistrer soigneusement les transformations des nouveau-nés. D'abord circonscrite aux milieux privilégiés, cette pratique en est venue à toucher l'ensemble des classes sociales. À partir des années 1860, des médecins commercialisèrent en France les premiers carnets de santé, des ouvrages qui invitaient les mères à renseigner, jour après jour, divers aspects de la constitution des bébés[24]. Ce champ éditorial connut un véritable essor dans l'entre-deux-guerres, lorsque des firmes alimentaires et pharmaceutiques investirent le marché. Aux États-Unis, l'adhésion aux recommandations des carnets de santé, et notamment à leurs calendriers alimentaires, était soutenue par l'espoir que la rationalisation des rythmes de l'allaitement permettrait de concilier la maternité avec les impératifs de la vie moderne. La popularité de ces livrets étaya l'idée selon laquelle la réussite des individus se fondait dès l'enfance sur une adhésion stricte à des emplois du temps[25].

Les vaccinations figuraient en bonne place dans les carnets de santé français : les mères étaient invitées à renseigner la date des injections contre la variole, parfois celles du BCG, à côté des courbes de croissance, des tableaux d'allaitement ou de suivi dentaire. En 1942, le premier carnet rendu obligatoire (ses feuillets détachables destinés à la statistique publique étaient utiles à l'État) confirma la place prépondérante des vaccinations. Ces livrets accélèrent le développement de ce que l'historienne Rima D. Apple a appelé « la maternité scientifique[26] » : les mères acceptaient de se voir dicter un ensemble de pratiques d'observations dont elles transcrivaient les résultats, afin de documenter le diagnostic ensuite posé par un professionnel. Cette délégation du regard s'assimilait à une forme de contrôle par le corps médical. En même temps, les mères acquirent un ensemble de compétences et de savoirs relatifs aux rythmes biologiques de l'enfance.

À la différence des carnets de santé, les *baby books* n'impliquaient pas d'activité de transcription. Ces ouvrages, dont on trouve des exemples dès le début du XIXe siècle, rencontrèrent un premier grand succès commercial en France avec la publication, en 1965, du best-seller *J'élève mon enfant* de Laurence Pernoud. Dans sa préface, Robert Debré insiste sur l'importance d'une relation entre la mère et le médecin médiée par le manuel : « Une mère bonne observatrice est une chance précieuse pour son enfant et un précieux bienfait pour le médecin, appelé au chevet du petit homme [sic] sain ou malade[27]. » Le temps est la principale variable de ce genre éditorial : lorsque la chronologie ne structure pas le chapitrage, elle se manifeste dans d'innombrables tableaux. *J'élève mon enfant* comporte un calendrier alimentaire dépliable, douze fois plus grand que la couverture. Les trente-six premiers mois de la vie s'y décomposent en plusieurs sections : six colonnes pour les heures des repas, une colonne pour la position « de Bébé » (alimentation au sein, assis, autonome) et trente-quatre colonnes pour les aliments (du jus d'orange à la crème glacée). L'ouvrage reproduit également un tableau sur l'âge auquel apparaissent les maladies infectieuses les plus courantes, ainsi qu'un calendrier vaccinal « recommandé par le Centre international de l'enfance ». En accord avec des positions exprimées lors des conférences de 1959, la légende précise : « la tendance actuelle est de commencer les vaccins tôt, à partir de 3 mois[28] ».

Ces calendriers vaccinaux dont l'élaboration était orchestrée par le souverain de la pédiatrie française, Robert Debré, possèdent des ressorts disciplinaires propres. La logique de la simplicité conduit à privilégier les vaccins combinés, des formules restreignant le choix des individus. Au lieu de se voir proposer une série de produits dissociés, les parents sont encouragés à opter pour des assemblages contenant des vaccins auxquels ils n'auraient pas forcément eu recours. En 1960, l'auteur d'un rapport sur un vaccin DTPC remarquait que « ce mélange de vaccinations facultatives et obligatoires pos[ait] un problème juridique ». Mais il ajoutait plus bas : « en profitant de l'audience favorable des familles qui redoutent la coqueluche pour leurs tout-petits et la poliomyélite pour leurs grands enfants et en liant les deux opérations sous le signe de la gratuité, on peut espérer que la vaccination légale D.T. [diphtérie-tétanos], en augmentant son champ d'action par l'adjonction d'autres antigènes et grâce à la collaboration volontaire du public, connaîtra un essor dont elle a grand besoin et qu'elle ne saurait réaliser sans l'apport de nouvelles associations vaccinales[29]. » Dix ans plus tard, Raymond Mande fit un constat similaire en évoquant une autre combinaison : « Je pense que nous aurons à envisager tout naturellement l'association rougeole rubéole, car le vaccin de rubéole sera un vaccin très populaire. Il n'y a pas de demande spontanée du public pour le vaccin de diphtérie ou de tétanos, mais il y aura une demande pour le vaccin de rubéole et c'est très bon d'y accrocher le vaccin de rougeole[30]. » Il est ironique qu'on ait donné le pouvoir à des vaccins simplement recommandés, *via* la logique de l'association, d'améliorer le recours à ceux qui étaient obligatoires.

En outre, les calendriers vaccinaux sont des tableaux et les tableaux imposent leur loi. Les chercheurs dont le travail porte sur la visualisation ont pris l'habitude de noter qu'il s'agit de la forme la plus adaptée pour présenter des données complexes. Dans *La Pensée graphique*, l'anthropologue Jack Goody fait ressortir une autre dimension, souvent oubliée, de ces technologies de papier : « chaque place du tableau doit être remplie ; le schème ne tolère aucune case blanche, la matrice a horreur du vide[31] ». En d'autres termes, les calendriers vaccinaux n'inspirent pas seulement le charme de la simplicité, ils présentent la vaccination comme un ensemble insécable d'injections. L'évitement d'un ou plusieurs rappels menace la logique du tout, c'est pourquoi ceux-ci doivent être rattrapés : chaque case doit être cochée, à un moment ou à un autre. Néanmoins, l'arrangement de l'ensemble est sujet à des modifications périodiques. Pour cette raison et afin de ne pas rebuter le public, les mandarins affichaient une certaine flexibilité : « Est-ce qu'il faut être absolument rigide sur l'intervalle entre les piqûres ? Si la maman doit ramener l'enfant le 15 et qu'elle le ramène le 19, est-ce une catastrophe ? Non[32] », rassurait Raymond Mande à la télévision, « ce schéma est théorique[33] », expliquait l'encyclopédie populaire Hachette. En dernier ressort, les pédiatres étaient censés produire une synthèse adaptée à l'enfant : « Un calendrier de vaccination doit être quelque chose de vivant qui peut avoir à être élagué, fertilisé et soigné. Nous pensons que le chef-jardinier devrait être le pédiatre, en contact fréquent avec les immunologistes et les experts de Santé publique[34]. » Sympathique de prime abord, la métaphore du jardinier n'en entretient pas moins l'image de techniciens tout-puissants, comme l'a noté l'anthropologue James Scott : « Si le caractère organique de la flore limite ce qui peut effectivement être réalisé, le jardinier dispose d'énormes marges de manœuvre en ce qui concerne l'implantation et l'entretien, la taille, la plantation et le désherbage des plantes sélectionnées. [...] Ce qui pousse dans un jardin est toujours un petit échantillon, soigneusement sélectionné, de ce qui *pourrait* y pousser. De même, les ingénieurs sociaux imaginent et entretiennent consciemment un ordre social des plus parfaits[35]. »

Voilà le paradoxe des calendriers vaccinaux, ils doivent pouvoir évoluer tout en produisant des effets disciplinaires sur les parents et les médecins tentés par les mélanges artisanaux, à qui l'on présente désormais un mode d'emploi validé. Sans contrainte légale effective, une telle ligne semble difficile à tenir. « Les recommandations, même les plus autorisées, fournissent simplement un schéma, dont il y a intérêt à ne pas trop s'écarter[36] », remarque un biologiste du CIE. Aux yeux des chercheurs du château de Longchamp, la meilleure façon d'exhorter les individus à suivre une règle en partie dénuée de force de loi, de renforcer sa normativité diraient des juristes, est d'accélérer sa rationalisation. Plus le calendrier sera simple et rationnel, plus il s'imposera aux individus.

Rationaliser

Au-delà d'un accord sur l'importance de la simplicité, chaque détail des calendriers restait à peaufiner : l'âge des premières injections, l'intervalle entre les doses, l'ordre des vaccins, le nombre de rappels, le choix des associations vaccinales. Les épidémiologistes les plus innovants d'après-guerre se penchèrent sur les cancers et les maladies cardiovasculaires. La simplification de la vaccination fut prise en charge par un groupe plus modeste d'épidémiologistes cliniques. Deux professeurs à l'université Harvard, Johannes Ipsen and Harry E. Bowen, proposèrent l'expression d'« épidémiologie sérologique » pour catégoriser le type de travail entrepris au Centre international de l'enfance à partir de 1964 : « Les données sérologiques, écrivent-ils, donnent une mesure immédiate de la résistance potentielle d'une population à une maladie donnée. [...] Elles ont jusqu'à présent été utilisées pour étudier l'histoire naturelle des maladies. Leur utilisation pour mesurer des programmes de santé publique est une application nouvelle et prometteuse[37]. » Ces données devinrent l'indicateur le plus important pour concevoir des calendriers rationnels, réduisant *de facto* la longue liste de variables énumérées lors des conférences et réunions de la fin des années 1950, allant de la prévalence des maladies infectieuses aux infrastructures de santé.

À partir de 1960, la Station pilote commença à se pencher sur les problèmes d'agencement des vaccins. Elle prit contact avec des médecins exerçant dans des centres de Protection maternelle et infantile (PMI) de la banlieue parisienne :

Puteaux, Le Blanc-Mesnil, Drancy. L'âge des sujets et l'un des vaccins du protocole, celui contre la coqueluche, sortaient du cadre des lois d'obligation, d'où une attention inédite portée au consentement des parents : « Faire cette étude dans des centres fermés (orphelinats, centres de placement sociaux, etc.) eût facilité les problèmes techniques et psychologiques. Mais, dans ces centres, les enfants se contaminent très rapidement entre eux et les conditions épidémiologiques ne sont pas représentatives du pays. Il a donc fallu trouver des centres PMI ouverts aux mères de famille et faire accepter à celles-ci les vaccinations et les prélèvements de sang sur leur nourrisson à partir de l'âge de trois mois[38] », une « tâche difficile[39] », précisait la directrice de la Station pilote.

L'essai, tantôt appelé étude sur « l'immunisation multiple du nourrisson », « immunité acquise par différents types de vaccinations », tantôt « calendrier vaccinal », testait non pas un produit, mais le rapport entre les dates d'injections. « Cette étude minutieusement planifiée n'a pas pour but de comparer la valeur des antigènes, mais de mettre en place un dispositif permettant d'étudier d'une part les possibilités d'immunisation de l'enfant dans les premiers mois de la vie, d'autre part les corrélations entre les réponses aux diverses vaccinations chez un même enfant[40]. » La notion de « bon vaccin », si elle ne disparaissait pas complètement, perdait son caractère absolu, puisque l'action d'un produit pouvait diminuer s'il était injecté trop tôt ou mal associé.

Dans les six PMI de Seine-Saint-Denis finalement partenaires de l'enquête, la Station pilote ne poursuivit pas la propagande qui accompagnait ses activités précédentes sur le BCG. Les pédiatres locaux avaient désormais la responsabilité de faire connaître aux familles les enjeux de l'essai. Le protocole comptait trois calendriers, configurés autour d'un vaccin combiné – le DTC ou le DTC-polio. Les prélèvements sanguins étaient effectués sur les enfants à cinq reprises, jusqu'à l'âge de 2 ans, puis transmis au laboratoire pour des tests sérologiques longs, compliqués et onéreux. La communauté scientifique débattait de leur validité, en particulier dans le cas de la coqueluche et de la poliomyélite. Pour ajouter à la bigarrure du protocole, deux vaccins – celui contre la variole et celui contre la tuberculose – ne disposaient pas de tels tests.

L'Institut Mérieux, l'Institut Pasteur de Paris, et, plus tard, les Instituts Pasteur africains, fournissaient gratuitement les vaccins utilisés. Lorsque le laboratoire installé derrière le château de Longchamp fut fermé en 1976 pour des raisons budgétaires, les deux grands producteurs français prirent le relais des analyses sérologiques. Anticipant les suspicions de conflits d'intérêts – les laboratoires fournissant à la fois les produits servant à l'expérimentation et le résultat des tests –, Colette Fillastre, la directrice de la Station pilote, mit en avant le fait que la statistique, le recours à la randomisation en particulier, constituait un rempart : « les protocoles d'études mis au point par nos statisticiens ne permettaient aucune méprise dans les résultats[41] ». Évelyne Orssaud, la statisticienne, fit ressortir des corrélations entre les réactions immunologiques aux vaccins. Ses calculs attestaient d'un « lien très net et répété entre diphtérie et tétanos d'une part, et entre les trois types de poliomyélite d'autre part[42] ». Elle démontra aussi que le vaccin contre la coqueluche avait plus d'effet lorsqu'il était administré seul qu'associé. L'accent mis sur les normes statistiques signalait une adhésion aux règles de l'épidémiologie. Il manifestait aussi l'idée que la rigueur scientifique permettrait de s'imposer dans une période où la conception du dispositif vaccinal était prise en charge par une diversité d'acteurs :

> Il n'existe pas en France, comme dans d'autres pays, un programme de vaccination officiel unique. Plusieurs variantes sont suggérées, qui se distinguent l'une de l'autre par les modalités des vaccinations anticoquelucheuse, antidiphtérique et antipoliomyélitique. Pour s'assurer des résultats obtenus avec « ces calendriers » et pour choisir entre eux, le mieux était sans doute de les mettre à l'épreuve sur le terrain dans des conditions rigoureuses[43].

En 1966, alors que l'essai occupait déjà 50 % du temps de travail de l'équipe, un calendrier donnant des résultats médiocres fut remplacé. Le vaccin Salk fut complètement abandonné deux ans plus tard, donnant lieu à d'autres modifications. De petites études, portant par exemple sur l'immunité du nouveau-né entre l'âge de 2 et 3 mois, se rattachèrent aussi au protocole principal. Un vaccin quintuple fut expérimenté à partir de 1970. Les calendriers évoluèrent encore en 1976, puis en 1980. En théorie, l'essai sur l'immunisation multiple ne devait jamais s'achever. Il était voué à tester des reconfigurations à chaque avancée de la recherche pharmaceutique. Cependant, si les mises à jour étaient nombreuses, l'évolution la plus significative n'avait pas trait au protocole lui-même, mais aux individus recrutés. En 1970, répondant à l'invitation de l'Organisation de coordination pour la lutte contre les endémies en Afrique centrale (OCEAC), la Station pilote organisa un essai de simplification du calendrier au Cameroun, inaugurant vingt ans d'intense travail en Afrique francophone.

Dans un récit rétrospectif où elles expliquent le tournant pris par la Station pilote, Colette Fillastre et Nicole Guérin font état d'une « envie de standardiser tous les vaccins, comme cela avait été fait pour le BCG ». Mais la simplification du calendrier n'est-elle qu'une variante de la standardisation ? Pour reprendre les termes de l'historien David Edgerton, simplifier, de même que standardiser, relève de l'adaptation d'une technique « en usage[44] ». On quitte le domaine du créateur afin de se pencher sur la façon dont des produits ont été remodelés pour tenir dans la durée. La question de l'antériorité scientifique, celle de l'inventeur, devient tout à fait périphérique. « Aucun de ses constituants ne représente une nouveauté[45] », écrivait l'auteur d'un rapport sur un vaccin combiné. Pas un nom de savant, sauf peut-être celui de Gaston Ramon, ne s'accole à un vaccin combiné ou à un calendrier.

L'innovation est une notion relativement simple à appréhender. Elle désigne un processus créatif et son résultat ou, pour reprendre la définition d'Edgerton, la « première utilisation d'une idée nouvelle[46] ». Lorsqu'elle apparaît dans les livres sur la vaccination, elle tend à détacher les injections les unes des autres. Le récit s'organise comme une succession monarchique, la décennie du vaccin antipolio laisse place à celle de la rougeole, puis à l'hépatite, alors que l'un des grands projets de la santé publique moderne consiste précisément à fondre ces produits ensemble. La standardisation se rapproche parfois de l'innovation – le premier usage de procédures de standardisation constitue bien une forme d'invention – mais elle renvoie le plus souvent au maintien dans le temps de qualités – l'efficacité et l'innocuité dans le cas des médicaments et des vaccins. Les historiens de la médecine considèrent que la standardisation a pris l'importance qu'on lui connaît au tournant du XXe siècle, lorsque des scientifiques travaillant pour l'industrie ont cherché à stabiliser des produits biologiques, comme l'insuline ou les vaccins, caractérisés par leur variabilité. La nécessité de standardisation découlait d'une connaissance imparfaite de leurs composants. La commercialisation ne put avoir lieu qu'après la mise au point de tests biologiques permettant de définir des dosages adéquats et un degré suffisant d'atténuation des substances actives. Ce processus impliquait le recours à un standard, c'est-à-dire un « échantillon définitif d'une substance précieusement conservée[47] » pour citer l'historien Thomas Söderqvist. Les vaccins, même vivants, devaient se conformer aux exigences industrielles de stabilité, d'homogénéité et de reproductibilité. En retour, la maîtrise de ces substances assurait un monopole aux producteurs. On a souvent noté que la standardisation était un puits sans fin : les pratiques de production sont d'abord standardisées, puis vient le tour de l'administration et de l'évaluation, et chaque modification introduit le besoin de recommencer le travail de standardisation.

À l'instar de la standardisation, la simplification ne connaît pas de terme, elle consiste à gérer toujours plus de complexité. Les vaccins combinés et les calendriers évoluent sans cesse, au gré de l'arrivée des nouveaux produits et de l'exigence pressante, jamais pleinement satisfaite, de simplifier. Cependant, alors que l'abondante littérature sur la standardisation met en avant la coproduction des procédures de contrôle par les industriels et les régulateurs, la simplification fait apparaître un cas de figure différent. Les réactions possibles entre les ingrédients des vaccins combinés conduisent les firmes à renforcer le contrôle de leur production. Les agences de l'État continuent à s'impliquer dans l'évaluation, *via* les procédures de mise sur le marché, mais ni ces dernières, ni les organisations internationales, ne définissent à proprement parler de standard pour la simplicité. L'objectif de simplification découle d'hypothèses sur la psychologie des parents et de considérations sur le seuil à partir duquel le nombre d'injections est jugé inadmissible. Dans le cas des calendriers, la simplicité est fonction de l'évolution de l'immunité des nouveau-nés. En d'autres termes, le standard, si important dans les opérations de maintien de l'efficacité et de l'inocuité, est remplacé avec la simplification par une attention aux qualités du sujet.

CHAPITRE IV

La Françafrique du vaccin

En novembre 1970, Nicole Guérin et une infirmière atterrissaient au Cameroun afin d'y réaliser un essai vaccinal « en zone urbaine et en brousse », répondant à l'invitation d'un médecin militaire à la tête de l'Organisation de coordination pour la lutte contre les endémies en Afrique centrale, une institution phare de la région. C'était une première pour la directrice adjointe de la Station pilote. Comme le reste de son équipe, elle n'avait jamais travaillé au Cameroun, ni dans aucun pays africain ou étranger. Ce manque d'expérience fut toutefois vite corrigé : la Station pilote monta à partir de l'année suivante des études en Côte d'Ivoire et en République centrafricaine. Elle retourna aussi au Cameroun. Ces pays en vinrent à concentrer l'essentiel de ses activités, si bien qu'elle devint en moins d'une décennie une autorité sur la vaccination en Afrique.

Au-delà du tropisme africain du Centre international de l'enfance et des liens noués de longue date par Robert Debré avec des dignitaires du continent, l'aisance avec laquelle ce changement de terrain s'opéra s'explique largement par le système de relations bilatérales instauré par l'État gaulliste après les indépendances des pays africains. Les années 1970 ont marqué l'apogée de la « coopération », un terme qui désignait des relations franco-africaines d'apparence apaisées, tournées vers l'assistance technique et le « développement ». Les interdépendances restèrent fortes et asymétriques, même si la rhétorique de la mission civilisatrice se fit plus discrète que durant la période coloniale[1]. En contrepartie du soutien matériel, financier et humain aux politiques africaines de développement, l'ancienne métropole parvint à maintenir son influence prépondérante, voire sa mainmise sur plusieurs domaines relevant de la raison d'État, comme l'accès prioritaire aux ressources géologiques. En médecine, l'une des disciplines les plus réclamées par les pays recevant une aide, les Français devaient composer avec la présence accrue d'experts internationaux, dépêchés par l'OMS ou par d'autres gouvernements qui, eux aussi, utilisaient la science comme un levier diplomatique – guerre froide oblige. Cet engouement contribua à faire du continent l'une des scènes de la mondialisation des vaccins et de leur marché.

La France et l'Afrique, en parallèle

Le pays par lequel la Station pilote s'introduisit en Afrique occupe une place particulière dans l'histoire de la médecine. Dans l'entre-deux-guerres, le Cameroun était un haut lieu de la lutte contre la maladie du sommeil, pathologie qui ravageait l'Afrique centrale sous domination française et le Congo belge. Porté par le rêve de « réveiller la race noire », selon l'expression qui figure au pied d'une stèle qui lui est dédiée à Yaoundé[2], le pastorien et militaire Eugène Jamot élabora une stratégie consistant à envoyer des équipes itinérantes sillonner les campagnes, à la recherche de « sommeilleux » à isoler et à traiter. Son style musclé, qui s'accompagnait d'une dénonciation des pesanteurs de la bureaucratie coloniale, fut longtemps une référence mythique parmi les médecins « broussards[3] ». Le colonel Gaston Muraz marchait sur ses traces lorsqu'il prit la tête, en 1939, à Bobo-Dioulasso, la capitale de l'ancienne Haute-Volta (Burkina Faso), du Service général autonome de la maladie du sommeil. Aux indépendances, celui-ci inspira la création de services sanitaires mobiles nationaux, chapeautés par deux institutions intergouvernementales au périmètre élargi, l'Organisation de coopération et de coordination pour la lutte contre les grandes endémies (OCCGE, 1960) et l'Organisation de coordination pour la lutte contre les endémies en Afrique centrale (OCEAC, 1963), qui recoupaient peu ou prou les frontières régionales de l'Afrique-Occidentale française et de l'Afrique-Équatoriale française. Les bureaucraties embryonnaires des États étaient censées leur envoyer des données pour compilation et pouvaient solliciter leur aide. Quant à la France, qui occupait le siège de membre « européen », elle était leur principal bailleur et leur pourvoyeur de personnel qualifié. Dans les années 1960 et 1970, les coopérants et les médecins militaires y occupaient tous les postes de recherche.

Le premier directeur de l'OCEAC, le général René Labusquière, élabora une doctrine sur la simplification de la vaccination articulant le rythme des injections de vaccin avec celui du passage des équipes mobiles dans les villages. Il était impensable que les médecins se déplacent pour effectuer un rappel, un mois après la première injection. Le manque d'infrastructures, les contraintes imposées par la température de conservation des vaccins ou encore l'organisation du personnel exigeaient de prémunir contre le maximum de pathologies en une seule fois et d'espacer au maximum les rappels, voire de s'en dispenser. « Nous avons dit, remarqua Labusquière, qu'il n'existait pas de cocktail idéal, susceptible d'immuniser d'un seul coup toute la population contre toutes les maladies. C'est bien dommage, mais c'est comme ça, du moins selon les connaissances actuelles. Il a donc fallu choisir les associations possibles, et définir à qui ces associations seraient spécialement réservées[4]. » L'industriel Charles Mérieux renchérissait avec des considérations d'ordre culturel : « Si, en Europe, les gens sont assez disciplinés et assez informés pour se soumettre à la discipline des rappels obligatoires, en Afrique, en revanche, on n'obtiendra jamais que quelqu'un qui habite au fond de la brousse fasse trois fois le long trajet qui le sépare du dispensaire pour une piqûre dont il ne comprend pas très bien la raison[5]. » Le programme de simplification se révéla si important pour les médecins travaillant sous les tropiques que plusieurs d'entre eux y situèrent sa genèse[6].

Labusquière passa de la théorie à la pratique grâce à l'intervention des Étatsuniens. En 1965, le président Lyndon Johnson, à la recherche d'une mesure forte sur le plan international, annonça un programme de cinq ans visant à éradiquer la rougeole et la variole dans dix-huit pays ouest et centre africains. Les équipes des Centers for Disease Control (CDC) durent donner une traduction mondiale à l'idée de « Great Society », ce vaste programme, domestique à l'origine, destiné à combattre la pauvreté et les discriminations raciales. Le président démocrate enrôlait la science et la technologie pour résoudre le problème de la variole, dont le projet d'éradication avait, jusque-là, été surtout défendu par les Soviétiques[7]. À la différence de cette maladie, il était clair que la rougeole n'était pas éradicable, mais les ravages qu'elle causait – on estimait qu'un quart des enfants en mouraient en Haute-Volta au début des années 1960 – rendaient son inclusion dans un tel programme populaire sur le terrain. La campagne variole-rougeole accéléra la carrière de plusieurs épidémiologistes d'Atlanta – Donald A. Henderson, son concepteur, la dirigea brièvement avant d'être appelé à la tête du programme d'éradication de la variole au siège de l'OMS en 1966 ; onze ans plus tard, un autre vétéran de la campagne, Ralph Henderson (sans lien de parenté avec son homonyme), accéda à la direction du Programme élargi des vaccinations de l'OMS. L'arrivée des Étatsuniens dans le giron de Labusquière représenta une opportunité financière : il leur fit payer son programme, les amenant à l'idée de collaborer avec une institution « dominée[8] » par des militaires français. La campagne variole-rougeole fut un réel succès – au bout de trois ans, la variole fut déclarée éradiquée dans la région – sans évidemment bouleverser la situation d'ensemble. À la fin des années 1960, l'écrasante majorité des habitants d'Afrique centrale n'avait été exposée qu'aux vaccins contre la variole et la fièvre jaune. En l'absence d'archives fiables, il semble que seul le Tchad ait alors largement utilisé d'autres vaccins, dont ceux contre la rougeole et la tuberculose[9].

Les considérations sur le rythme des injections rejoignaient les préoccupations de la Station pilote. À ceci près que les contraintes initiales n'avaient rien à voir. Dans l'Hexagone, le CIE voulait rationaliser un calendrier vaccinal dont les détails, comme l'agencement des rappels, avaient été laissés à la discrétion des médecins vaccinateurs. L'OCEAC espérait introduire des prophylaxies là où manquaient infrastructure et personnel. L'essai du CIE, commencé en 1970 au Cameroun, portait sur la simplification du calendrier. Le protocole intégrait cinq cents enfants de 2 à 12 mois, répartis pour moitié entre Yaoundé et la brousse. Avec cette division qui évoque un motif récurrent de la médecine coloniale – les hôpitaux urbains d'un côté et les équipes mobiles parties prospecter les populations rurales de l'autre –, la Station pilote souhaitait étudier le rôle de l'environnement dans la réaction des nourrissons aux différents calendriers. Mais les familles dispersées et nomades échappèrent au suivi des investigatrices françaises qui auraient abandonné l'étude sans l'aide d'une sœur, Miss Taylor, dont la connaissance du district permit au moins d'achever le volet rural. Cette infirmière de l'Église presbytérienne du Cameroun à Ibong aida d'autres chercheurs français, un détail important car l'action médicale des missionnaires protestants et anglicans fait ressortir des continuités entre l'époque coloniale et les motivations empreintes de religiosité de la médecine humanitaire[10].

Malgré des débuts mitigés, la Station pilote monta presque chaque année, entre 1970 et les années 1980, un essai dans un pays d'Afrique centrale et francophone. Si l'on se fie aux archives consultées, qui ne tiennent compte que du point de vue des employées du CIE, ces dernières n'y auraient pas rencontré de résistance frontale – peut-être parce qu'elles venaient y rejouer une scène ordinaire de l'histoire coloniale où le Blanc, pour citer le juriste Augustin Emane, auteur d'une belle étude sur la mémoire du Docteur Schweitzer au Gabon, laisse libre cours à « son obsession de quantifier le réel », cette « manie de vouloir tout compter ». « Dès qu'il arrive quelque part », poursuit Emane, rapportant des témoignages, « il lui faut savoir le nombre d'enfants que l'on a, le nombre d'années que l'on a passé sur cette terre, etc. »[11]. À l'exception d'une épidémie de choléra en Côte d'Ivoire en 1975 et de troubles politiques en République démocratique du Congo dans les années 1980, on ne trouve pas non plus trace d'événement ayant perturbé le travail de la Station pilote. Dans la mesure où le recours à des populations anciennement colonisées évoque presque instinctivement le motif des cobayes, se pose la question des bénéficiaires authentiques des expérimentations. La réponse est assez simple s'agissant des études qui évaluaient des instruments d'injection substitutifs à la seringue, comme l'aiguille bifurquée, une petite fourche mise au point par un chercheur des laboratoires Wyeth à Philadelphie et largement utilisée lors de la campagne d'éradication de la variole[12]. Sa forme s'inspire d'une aiguille à couture dont la tête a été partiellement sectionnée, elle permettait d'injecter la quantité voulue de vaccin contre la variole (on se rendit compte par la suite qu'elle n'était pas appropriée pour d'autres vaccinations). Les investigatrices du CIE cherchaient à préparer la réalisation de grandes campagnes en Afrique avec des instruments qui n'étaient pas utilisés dans l'Hexagone – le coût des seringues n'y posant pas de problème, il n'était pas nécessaire d'y chercher des alternatives.

D'autres études menées par la Station pilote en Afrique, comme celles sur la simplification, brouillent les idées préconçues sur la relation entre bénéficiaires et sujets de l'expérimentation. Différents calendriers, comprenant chacun six vaccins, furent testés lors du premier essai au Cameroun (1970-1973). Cet essai, comme ceux de 1974 et de 1979 effectués en Côte d'Ivoire, reprenait à l'identique un protocole utilisé depuis 1964 en Seine-Saint-Denis, dans des PMI du Blanc-Mesnil et de Drancy. Les médecins expliquaient avoir développé une méthodologie exportable dans tous les contextes, qu'il s'agisse de la composition des groupes de sujets, de l'analyse des anticorps, des vaccins et de leurs possibles associations. Colette Fillastre et Nicole Guérin soulignaient la proximité, voire l'unicité, des recherches franco-africaines. Dans les réunions de service, l'homogénéisation des protocoles les autorisait à solliciter les résultats d'une étude pour en interpréter une autre. Il suffisait d'ajuster à la marge, car on ne pouvait pas plaquer un calendrier identique à ceux testés en Seine-Saint-Denis dans un pays africain, où les schémas devaient être encore plus simples.

Les chercheuses utilisaient l'expression « en parallèle » pour décrire cette simultanéité des terrains. Mais la formule est imprécise, voire imparfaite, car elle ne rend pas compte de la façon dont les protocoles se modifièrent les uns les autres en une série d'ajustements. Qui plus est, cette expression élude les comparaisons entre les sujets. L'essai camerounais de 1970 comprenait par exemple une enquête témoin en Seine-Saint-Denis. « Le but était de voir si le petit nourrisson africain était capable de répondre aussi bien que le petit enfant européen aux diverses incitations antigéniques et d'étudier les corrélations possibles entre la réponse immunitaire et l'état nutritionnel[13]. » « Les mêmes critères cliniques, anthropométriques, biologiques et immunologiques y sont étudiés, pour être comparés et permettre de déterminer le rôle de l'environnement, de l'ethnie, de l'épidémiologie, de l'état nutritionnel, des parasitoses, les techniques et les vaccins restant identiques[14]. » Il convenait de faire ressortir les spécificités du terrain camerounais en déterminant les conséquences de la nutrition sur la réponse immunitaire. « On devrait s'orienter vers des causes liées à l'environnement plutôt qu'à des facteurs génétiques. Ceci est corroboré par des observations faites dans la banlieue parisienne sur des enfants d'origine algérienne, sur d'autres d'origine africaine et enfin sur des enfants portugais[15]. »

La comparaison ne se limitait pas aux études sur le calendrier. Colette Fillastre proposa par exemple qu'« une étude en parallèle [à une étude du BCG en Côte d'Ivoire soit] effectuée à Paris, dans un groupe de quatre cents écoliers comprenant quelques sujets de race noire [*sic*][16]. » La comparaison entre les sujets résidant en banlieue parisienne et en Afrique centrale était à tel point inscrite dans ce fonctionnement « en parallèle » qu'elle devint un argument lorsque les activités hexagonales furent menacées : « Il est impossible de supprimer les consultations PMI : Blanc-Mesnil, Drancy : les enfants de ces consultations servent de témoins aux enfants africains et c'est vraiment le minimum[17]. » Fillastre explique ailleurs : « En ce qui concerne la France, si la Station pilote y maintient plusieurs zones d'étude, c'est pour deux raisons : le fait de pouvoir disposer en permanence d'une population témoin d'enfants bien nourris sur lesquels il est possible de tester en double aveugle les vaccins utilisés dans le tiers-monde, et l'utilité d'avoir à disposition des terrains de formation de personnels proches de la Station pilote[18]. »

Pour reprendre une métaphore courante à l'époque coloniale, on pourrait avancer que la Seine-Saint-Denis devint un laboratoire du Cameroun ou de la Côte d'Ivoire. Mais, même inversée, la métaphore détone[19]. Au début du XXe siècle, elle postulait une altérité insurmontable entre la métropole et les colonies, car le laboratoire devait son existence, rhétorique du moins, aux particularités des territoires outre-mer, aux facilités qu'ils offraient, au fait qu'on prétendait y expérimenter mieux ou différemment. Le laboratoire colonial et ses populations étaient un ailleurs pour les scientifiques. Le CIE expérimenta, au contraire, les mêmes choses en région parisienne et en Afrique francophone, sur des individus qu'il rendit comparables. Un travail de lissage homogénéisa les méthodes, les vaccins, les âges, et dans certains cas la couleur de peau, afin d'exclure de la comparaison des facteurs génétiques vaguement évoqués. Ce dispositif qui créait de la commensurabilité ne connaît pas d'équivalent dans les années 1970. Il existe certes des essais vaccinaux comparatifs menés ponctuellement par d'autres institutions, mais pas une aussi longue série d'expérimentations rapprochant systématiquement des terrains aussi éloignés. De ce point de vue, le CIE apporte une illustration originale du sentiment de proximité cultivé alors par la France avec ses anciennes possessions africaines.

Les essais africains de simplification ne bouleversèrent pas le programme transnational dont ils n'étaient qu'une application. Leur incidence sur les pratiques semble avoir été limitée car, en dernier ressort, la simplification effective des procédures dépendait de stratégies industrielles. Les effets sont à chercher ailleurs. Les épidémiologistes que j'ai rencontrés mirent souvent l'accent sur des répercussions d'ordre personnel qui concernent leur adhésion à la vaccination. Devant des populations jusque-là non prémunies, ils ont pu faire le constat tangible, presque instantané, de la protection qu'elle apporte[20]. « C'est la période Dakar », m'a confié Michel Rey, chef du service des maladies infectieuses du CHU de Dakar (1963-1971), où il mena plusieurs essais sur la vaccination antitétanique simplifiée avant de rejoindre l'hôpital de Clermont-Ferrand, « qui m'a persuadé que la vaccination était très importante. [...] En 1968, je crois, on a vacciné tout un village contre la rougeole. Ce village nous était très reconnaissant, on a pu y faire d'autres études. Ça avait complètement fait disparaître la rougeole pendant deux ans[21]. » Nicole Guérin confirme : « On vaccinait contre la rougeole, à l'époque ça ne se faisait pas beaucoup et ça avait un impact quasi immédiat[22]. »

Le spectacle de l'action de la pharmacopée sur des individus déclarés biologiquement purs n'a rien d'anecdotique vu le nombre de Français ayant exercé en coopération – on dénombrait, en 1982, 10 500 coopérants actifs dans la santé, dont 10 000 installés dans un pays francophone[23]. Plusieurs d'entre eux occupèrent ensuite des postes à responsabilité dans l'ancienne métropole. Pierre Salou, par exemple : biologiste au centre Muraz (OCCGE) à Bobo-Dioulasso (1973-1977), il fut nommé à la chaire d'épidémiologie du Val-de-Grâce (1980-1986), avant de passer le début de de sa retraite militaire comme directeur médical de Pasteur-Vaccins, l'entreprise issue de la fusion entre Mérieux et l'Institut Pasteur Production. Pierre Bégué, le premier président du Comité technique des vaccinations (1985-1997), avait précédemment mis sur pied un service pédiatrique hospitalier au Togo (1975-1980). Jacques Drucker participa à la recherche sur le vaccin contre l'hépatite B à Tours puis intégra la galaxie Mérieux en 1982. L'industriel le chargea d'observer la mise en place des programmes de vaccination en Afrique. Dix ans plus tard, Drucker prit la tête de la première agence française d'épidémiologie, le Réseau national de santé publique, l'ancêtre de Santé publique France. Enfin, dernière trajectoire d'une série que l'on peut prolonger à l'infini, François Simondon effectua son service militaire à l'Office de recherche pour l'alimentation et la nutrition en Afrique, un institut à Dakar de l'OCCGE, avant de travailler dans la zone expérimentale de Niakhar au Sénégal, lieu d'innombrables expérimentations démographiques et vaccinales. Il rejoignit ensuite Sanofi et me confia : « c'est en Afrique que je commence à m'intéresser à la vaccination[24] ».

Naissance d'un marché

En février 1972, la cheffe de la rubrique médicale du *Monde*, Claudine Escoffier-Lambiotte, annonçait le « redressement spectaculaire » de l'Institut Pasteur. Six ans après une crise financière qui avait laissé craindre « la disparition du plus illustre des centres de recherche biologique d'Europe », celui-ci parvint à convaincre l'État de lui accorder une subvention annuelle. Une réforme de structure était également engagée avec l'établissement d'une entité commerciale autonome, l'Institut Pasteur Production (où Sanofi allait prendre 35 % des parts en 1976[25]). Les contrats conclus à l'international rendaient nécessaire la construction d'une nouvelle usine dans l'Eure.

> Le marché étranger avait été peu exploré jusqu'à présent et il est permis de penser, remarquait Escoffier-Lambiotte, que le développement des campagnes vaccinales entreprises en Asie, en Afrique et en Amérique du Sud devrait lui donner une extension importante au cours des prochaines années. Cette extension serait certes plus solidement assurée si des accords conduisant à l'unification de l'industrie biologique française pouvaient intervenir[26].

La journaliste pressentait d'importantes transformations. Sous l'effet du Programme élargi des vaccinations (PEV), lancé par l'OMS en 1974, la demande mondiale de vaccins allait exploser. Le PEV fut conçu dans le creuset de l'éradication de la variole à une époque où, pour la première fois, les équipes de l'OMS entrevoyaient la possibilité de venir à bout du virus. Il reposait sur une idée simple : introduire la vaccination systématique des enfants dans les pays du Sud. À l'origine, sept maladies étaient concernées (la diphtérie, la coqueluche, le tétanos, la rougeole, la poliomyélite, la tuberculose et la variole). L'agence onusienne définit des taux de couverture vaccinale et des recommandations pour chaque région. Malgré un déploiement lent et laborieux, le PEV renouvela les méthodes, créa des postes et finit par susciter l'enthousiasme, ce qui n'était pas rien s'agissant d'un champ, l'épidémiologie des maladies infectieuses et de la vaccination, marginalisé sur le plan scientifique. Ayant compris l'importance de ces transformations, la Station pilote chercha à se rattacher au PEV pour justifier la relocalisation de ses activités en Afrique. « On avait envie de faire partie de l'aventure que représentait le PEV, confirme Daniel Lévy-Bruhl, médecin-épidémiologiste au CIE dans les années 1980. Il aurait été inimaginable que le CIE, impliqué dans l'évaluation des vaccins, ne s'implique pas dans la mise en œuvre des programmes de vaccination au niveau mondial[27]. » L'augmentation de la demande donna aussi un nouveau souffle aux firmes françaises et contribua à accélérer leur concentration. Cependant, c'est moins l'Institut Pasteur Production, pourtant bien positionné à l'international grâce à son réseau d'instituts d'outre-mer, issu de la période coloniale, que l'Institut Mérieux qui tira profit de cette extension du marché et finit par absorber son aîné.

Le rapprochement entre les deux maisons s'opéra à travers Philippe Stoeckel, un vétérinaire passé par Sciences Po et le cours d'épidémiologie de l'Institut Pasteur, que Charles Mérieux avait pris sous son aile. Apparut l'idée de créer une « agence », dont Stoeckel allait prendre la tête, placée sous la tutelle des deux institutions afin de faire converger leurs intérêts scientifiques et économiques en Afrique.

> Les gens de l'Institut Pasteur, relate Philippe Stoeckel, ne parlaient pas à Mérieux. D'abord, ils étaient surtout motivés par la recherche et n'avaient pas beaucoup de considération pour l'industriel lyonnais. Ensuite, il y avait cette méfiance liée à la commercialisation par Mérieux de l'anatoxine tétanique, qui n'était pas brevetée, mais dont les pastoriens estimaient posséder la propriété morale. Mais Jacques Monod [le directeur de l'Institut Pasteur] avait créé une société filiale, Institut

> Pasteur Production qui, plus tard, sera divisée en deux : Pasteur Diagnostic et Pasteur Vaccins. Et l'idée de Monod c'est de valoriser les fruits de la recherche par cette société commerciale. Mais assez vite il s'aperçoit que les choses ne sont pas si faciles, que ça serait quand même intéressant de parler à Mérieux, au moins d'avoir des contacts. Charles Mérieux de son côté a créé en 1967 la Fondation Mérieux et il cherche depuis toujours le contact, mais on ne lui parle pas. Mérieux s'est toujours défini comme un élève de Pasteur, comme un pastorien, le fils d'un collaborateur de Pasteur, Marcel Mérieux.

Par ailleurs, l'Institut Pasteur de Paris, qui donnait la priorité à la biologie moléculaire, à la chimie des peptides et au génie génétique, devait trouver un moyen de maintenir le lien avec les Instituts Pasteur africains du réseau, dont le cœur de métier restait les maladies infectieuses. Stoeckel résume : « L'Institut Pasteur Production et le besoin d'être en Afrique vont fournir l'occasion, le déclenchement d'un contact possible[28]. »

Selon une lettre adressée au secrétaire d'État chargé de la Coopération, la fonction originelle de l'« Agence euro-africaine pour la médecine préventive » (AMP), opérationnelle à partir de 1972, consistait à « faire fabriquer, conditionner et vendre par l'Institut Pasteur et l'Institut Mérieux tous les vaccins et sérums nécessaires aux États de l'Afrique francophone[29] ». La vocation commerciale de l'AMP apparaissait également dans la participation de Pro-Jet Service, une société créée par Philippe Stoeckel, qui proposait aux entreprises et aux administrations un service de vaccination rapide, effectuée à l'aide de pistolets injecteurs inventés par l'armée étatsunienne et dont l'unique producteur était établi dans le New Jersey. Si l'on en croit les statistiques glanées dans diverses sources, l'AMP remplit sa mission : en 1977, 23 % du chiffre d'affaires de l'Institut Pasteur Production était réalisé à l'export, pour l'essentiel en direction de l'Afrique[30] ; en 1984, le continent représentait 20 % des exportations de vaccin de l'Institut Mérieux[31]. Charles Mérieux remarqua à la fin des années 1980 qu'il y vendait « beaucoup de vaccins pour l'enfance[32] ». Ce succès ne suffit pas à convaincre l'Institut Pasteur, préoccupé par les performances décevantes de sa branche commerciale, de soutenir l'AMP sur le long terme. En 1977, l'année où l'Institut prit ses distances, la fondation Mérieux assurait déjà la quasi-totalité des frais de fonctionnement de ce qui ressemblait, depuis le début, à sa propre tête de pont en Afrique.

Il s'agissait, à l'évidence, « de pays en développement, très démunis, donc pas exactement d'un "marché[33]" », du moins d'un marché au fonctionnement régi par les lois de la coopération. Au-delà de la vente, l'AMP projetait d'« aider les pays du Sud à entreprendre les recherches opérationnelles indispensables à l'adaptation à leur environnement des technologies sophistiquées des pays du Nord[34] ». L'AMP se posa en intermédiaire entre les pays francophones et les agences techniques de l'ONU, souvent suspectées par les médecins français d'être aux mains des Étatsuniens. À l'image de la Station pilote, qui diversifia ses activités en Afrique en organisant, outre des essais cliniques, des conférences, des formations destinées au personnel médical, et mit son expertise à disposition des gouvernements (dont ceux de la Côte d'Ivoire et de l'Algérie en 1977), l'agence de Stoeckel multiplia les projets et ne se contenta pas d'un rôle de représentant de commerce. Le CIE et l'AMP développèrent des activités de recherche, d'enseignement et de conseil tellement proches qu'ils en vinrent à se partager des zones d'intervention : les pays de l'OCEAC pour le premier, ceux de l'OCCGE (et son réseau étoffé d'instituts de recherche) pour la seconde.

Cinq ans après sa création, l'AMP éleva le CIE au rang de « membre fondateur » et demanda à un Robert Debré au soir de sa vie de prendre la présidence du conseil d'administration. Question de crédibilité auprès des interlocuteurs africains et des fonctionnaires internationaux : « constituée par les Fondations Pasteur et Mérieux, et par le Centre international de l'enfance, elle [l'AMP] est perçue comme "objective" dans les études vaccinales : suffisamment indépendante de la partie commerciale des Instituts, mais pourtant en rapport étroit avec la technologie, la production et le contrôle pour être efficace[35]. » L'AMP et le CIE se retrouvèrent dans la situation ambiguë de partenaires-compétiteurs sans disposer des mêmes ressources. L'écart était symbolisé par l'avion avec lequel Stoeckel se déplaçait et auquel il allait être identifié par des coopérants se contentant d'une Land-Rover. « Les moyens mis en œuvre pour couvrir le marché africain, spécialement avec un seul homme au début, se justifiait Stoeckel, ne doivent pas être ceux de la marine à voile[36]. » Ouvrant un nouveau chapitre de l'histoire française de la lutte contre les épidémies en Afrique, cette mobilité tant désirée et proclamée, jugée indispensable à une mise en œuvre efficace des campagnes vaccinales, allait devenir un véritable leitmotiv pour le passionné de logistique qu'était Charles Mérieux.

Les premières années de l'AMP coïncident avec l'expérimentation et l'utilisation mondiale d'un vaccin contre la méningite à méningocoque produit par la firme lyonnaise. Le méningocoque est responsable de graves poussées épidémiques dans une bande qui longe le sud du Sahara, du Sénégal à l'Éthiopie, à laquelle Léon Lapeyssonnie a donné le nom de « ceinture de la méningite ». Les « aventures épidémiologiques[37] » de ce médecin militaire lui valurent une reconnaissance internationale. Elles manifestaient aussi le repli dans l'hémisphère Sud d'une discipline condamnée à des soupirs d'ennui en France, une situation que Lapeyssonnie tourne en dérision dans son ouvrage *Toubib des tropiques*, en particulier lorsqu'il fait le récit de son départ au Niger en 1961, où il doit gérer sa première grave épidémie de méningite :

> Bien qu'il fût le fils du Professeur Robert Debré, dont la thèse et les travaux ultérieurs avaient fait autorité dans le domaine de la méningite cérébro-spinale, le Premier ministre du Général de Gaulle [Michel Debré] songeait plutôt à l'uranium d'Arlit, nouvellement découvert, qu'aux méningocoques lorsqu'il avait demandé que l'on envoie dare-dare une équipe médicale au Niger, pour couper, si j'ose ainsi m'exprimer à propos d'un pays où elle est plutôt absente, l'herbe sous le pied des Russes [qui s'apprêtaient à y dépêcher des médecins tchécoslovaques][38].

L'épidémie est contrôlée grâce à l'administration rapide de sulfamides aux patients, des enfants pour la plupart. Conscient de l'apparition de souches résistantes aux traitements, Lapeyssonnie milite pour le développement d'un vaccin. L'Institut Pasteur, par la voix de son directeur, passe son tour : « à son avis, un vaccin contre la méningite ne présentait plus aucun intérêt depuis l'usage des sulfamides et des antibiotiques. [...]. En fait, il n'avait rien compris[39]. »

Sollicité par l'OMS sur la suggestion de Lapeyssonnie, c'est finalement l'Institut Mérieux qui se met à l'ouvrage dans la seconde partie des années 1960[40]. Des essais vaccinaux sont organisés dès 1967 à Yoko en Haute-Volta, puis à Dakar et à Bobo-Dioulasso, où se trouve le siège de l'OCCGE, et à Lagos, la capitale du Nigeria. Lapeyssonnie supervise deux essais en Égypte (1972) et au Soudan (1973). Il convient de réaliser des expérimentations humaines dans des zones affectées par la méningite car aucun animal ne reproduit la maladie, ce qui rend impossible de déterminer l'efficacité du vaccin en laboratoire. Philippe Stoeckel et Pierre Saliou effectuent ensuite des essais de plus grande envergure à Kougoudou (Haute-Volta) et à Koutialia (Mali) en 1972 et 1973 qui donnent le feu vert à une utilisation régulière du vaccin. Les résultats tombent à point nommé : en 1974, le Brésil est en proie à des flambées incontrôlables de méningite cérébro-spinale due à la souche africaine de type A. Or le vaccin utilisé jusque-là en Amérique latine ne protège que contre la souche C. Charles Mérieux s'engage auprès du gouvernement brésilien à lui livrer les doses nécessaires d'un vaccin contenant les deux souches. Les usines de Marcy-L'Étoile, près de Lyon, voient leur capacité de production démultipliée grâce à l'aménagement d'un nouveau bâtiment. En l'espace d'un an, près de 88 des 110 millions de Brésiliens reçoivent le nouveau vaccin. « Mérieux a amorti l'AMP [...] Ça va nous mettre en selle et crédibiliser considérablement l'agence[41] », constate Philippe Stoeckel. Cette dernière continua à tester les vaccins de l'industriel en

Afrique. À cet égard, l'année 1979 marque un tournant : une « zone pilote de vaccination » fut installée dans la région sénégalaise de Kolda, « une expérience unique en Afrique de coopération internationale » qui apporta à l'entreprise, observe Stoeckel, « un champ précieux d'investigation en vaccinologie »[42]. De nombreux essais y furent menés jusqu'en 1994, dont l'un visant à évaluer la performance d'un vaccin inactivé contre la poliomyélite ne comportant que deux injections. « Je n'oublie pas, reconnaissait Charles Mérieux, que l'Institut Mérieux doit sa réputation mondiale au vaccin méningite mis au point en Afrique, et au polio-vaccin perfectionné à Kolda[43]. »

Le « vaste continent », pour reprendre un cliché de la littérature des coopérants, apporta à Mérieux les moyens de son ambition. Jusqu'à l'acquisition effective de Pasteur Production par l'entreprise familiale en 1985, il ne cessa d'invoquer l'Afrique pour des propositions d'entente avec son principal concurrent – « Les grands projets africains (en attendant les autres continents) sont incompatibles avec une petite concurrence commerciale qui consisterait à réduire la part de Mérieux sur le marché pharmaceutique. [...] Nous devons développer notre infrastructure actuelle pour satisfaire les besoins du tiers-monde et surtout exporter aux États-Unis », écrivit-il au directeur de l'Institut Pasteur en 1981, près de dix ans après la création de l'AMP. Cependant, Charles Mérieux tira de ses voyages dans l'hémisphère Sud une vision de la santé publique qui ne se limitait pas à des questions strictement commerciales[44]. « Le tiers-monde, énonce-t-il en 1981, ne saurait être pour nous un marché classique[45]. » Au-delà de l'ajustement à la baisse des prix (qui ne représentaient, selon lui, que 10 % du coût des politiques de vaccination), l'adaptation des calendriers, la formation du personnel médical et le développement d'une logistique s'imposaient. L'AMP et le CIE prirent en charge deux volets de ce plan d'ensemble. En 1978, Charles Mérieux créa une nouvelle organisation, Bioforce, spécifiquement dédiée aux problèmes d'acheminement et de logistique : « Personnellement, énonce-t-il, nous avions compris qu'une improvisation aussi géniale [la campagne éclair de vaccination contre la méningite au Brésil] ne se répèterait pas. Il fallait, en tenant compte de l'urgence chronique en médecine préventive créer une force opérationnelle intercontinentale de lutte contre les maladies infectieuses. C'est la Bioforce[46]. »

Mérieux faisait appel à des lieux communs pour inscrire son action en Afrique francophone dans une histoire plus large. Le premier, celui de l'épopée pasteurienne, allait de soi : « Les pasteuriens avaient choisi l'Afrique pour créer la plupart des Instituts Pasteur d'outre-mer[47] », affirmait-il, au risque de tordre une histoire scientifique et coloniale qui s'ouvrit à Saïgon en 1891[48]. Le second trope, plus ouvertement politique, établit que l'unification européenne présuppose une collaboration en Afrique[49]. De la même façon que, dans la doctrine Monroe, le contrôle indirect de l'Amérique latine reviendrait naturellement aux États-Unis, un groupe d'intellectuels et de politiciens européens de l'entre-deux-guerres considérait que l'Afrique était à la disposition de l'Europe. Le partage concerté de ses richesses devait assurer la puissance et l'entente des nations du vieux continent. Du milieu des années 1980 à sa mort en 2001, Charles Mérieux ne se lassa pas de répéter, dans sa correspondance avec des responsables politiques africains et français (dont Jacques Foccart), mais aussi dans la presse, sa volonté de « servir l'Afrique pour unir l'Europe ». Il pouvait mentionner à cette occasion le nom original de l'AMP, « Agence euro-africaine pour la médecine préventive », un intitulé conservé un an seulement. Dans un entretien de 1989, il rapprocha finalement sa devise jusque-là obscure d'enjeux industriels :

> La vaccination est pratiquement un monopole européen : Pasteur-Mérieux, numéro 1 mondial, suivi de RIT américain, 100 % installé en Belgique, des Laboratoires Wellcome, Behring et Sclavo, sans oublier les Instituts d'État du Danemark et de Hollande. Les relations privilégiées, tissées par la France, pour des raisons historiques, ainsi que l'expérience des autres partenaires allemands, belges, hollandais, anglais, italiens, acquise sur le terrain, constituent un atout exceptionnel en faveur de cette stratégie. Nous devons tous avoir la même devise : « Servir l'Afrique pour unir l'Europe », telle doit être désormais notre ligne d'action[50].

CHAPITRE V

Lumière sur les accidentés de la vaccination

« Une nouvelle tendance se fait jour depuis quelques années, déclara Raymond Mande en 1978, posant le problème des vaccinations et surtout la mise au point des nouveaux vaccins sous l'angle non plus de la protection de la santé publique, mais sous celui du droit des individus[1]. » Sous le regard inquiet du médecin, le cas muet et anonyme des séries épidémiologiques se transformait en sujet exprimant une position. Il s'autorisait à entraver le bien-être de la collectivité. Si Mande recourut à une rengaine des discours de santé publique, opposant les intérêts supérieurs du groupe à ceux des individus, c'est sans doute parce que les années 1970 furent marquées par des progrès indéniables dans la reconnaissance des accidents vaccinaux. Mais, si le statut des victimes se consolida effectivement sur le plan juridique, les données sur les effets indésirables continuèrent à manquer et à être difficiles à obtenir.

Les procès Jeunesse et Ruelle : une injustice d'État

En février 1972, le tribunal administratif de Paris se pencha sur deux cas d'accidents vaccinaux. Les faits remontaient à 1947 pour l'affaire la plus ancienne, l'année où Josette Jeunesse, une fillette de 3 ans, reçut une dose de vaccin contre la variole dans le cabinet d'un médecin généraliste. Une semaine après l'injection, l'apparition d'une encéphalite la laissa définitivement sourde. Vingt ans plus tard, en 1968, un médecin administra un vaccin contre la variole à Sophie Ruelle au domicile familial. La nouveau-née succomba dans la quinzaine. Le tribunal administratif de Paris débouta les familles des victimes, ce qui suscita l'indignation des journaux. Les affaires Jeunesse et Ruelle reçurent les « honneurs de la presse écrite et parlée[2] », ironisa une revue de droit médical, étonnée qu'on bavarde de jugements conformes à la législation. L'ampleur de la couverture médiatique surprit même les militants de la Ligue nationale pour la liberté des vaccinations qui avaient eu tendance jusque-là à se plaindre d'une indifférence des médias, voire à dénoncer leur allégeance à l'idéologie dominante. « Brusquement la presse attire l'attention sur deux procès en réparation, intentés à l'État pour accident postvaccinal », se félicita Fernand Delarue, à la tête de l'association depuis 1968, après en avoir été le secrétaire général. Il attribuait ce tour de force à la détermination d'une famille : « Ruelle, l'un des parents, a témoigné d'une inlassable ténacité. Réclamant 100 000 F à l'État sans avoir de chance de succès, il avait résolu, sans connaître la Ligue, de grouper les victimes des vaccinations[3]. »

Il n'est pas exact que la presse ignorait l'existence des accidents vaccinaux ou des procès en réparation avant 1972. Prenons l'exemple du journal *Le Monde*, qui disposait depuis longtemps d'une rubrique médicale, à la différence de la plupart des hebdomadaires. Le quotidien du soir couvrit des accidents collectifs survenus à Libourne en mai 1949 et à Épernay en avril 1951. En avril 1955, le « Cutter Incident », du nom du laboratoire californien qui distribua des lots de vaccin antipoliomyélitique Salk ayant gardé leur virulence, fit l'objet de plusieurs articles. Des accidents individuels graves continuèrent à apparaître régulièrement dans les colonnes du *Monde*, comme le décès, en février 1961, de deux enfants parisiens après l'injection d'un vaccin associé diphtérie-tétanos-coqueluche, ou celui, en 1962, d'un étudiant en médecine après une dose de vaccin antivariolique. S'ensuivit une série de procès couverts par le quotidien en 1962, 1963 et 1966. En 1969, la responsable de la rubrique médicale, Claudine Escoffier-Lambiotte, ouvrit un article sur ce qu'elle appelait le « tribut d'accident », soit les dommages provoqués par les vaccins obligatoires, par l'évocation d'un jeune homme mort à l'âge de 23 ans « dans des conditions physiques et morales extrêmement pénibles, provoquées par une encéphalite qui avait suivi une vaccination triple contre la diphtérie, le tétanos et la fièvre typhoïde[4] ». À la fin de son texte, elle donnait l'adresse de la Ligue, dont se revendiquait la mère de la victime.

« Médecin égarée parmi les journalistes[5] », membre du conseil d'administration de l'Institut Pasteur, Claudine Escoffier-Lambiotte corrigeait les descriptions d'accidents en donnant la parole à des sommités de la vaccination, telles que Pierre Lépine ou Raymond Mande. Ces derniers n'omettaient pas de rappeler les bienfaits de l'immunisation et ripostaient en énumérant les morts évitables d'enfants non vaccinés. Autrement dit, *Le Monde* considérait ces drames, dont il soulignait la rareté, comme la contrepartie malheureuse d'une intervention bénéfique pour la population. C'est cette recherche d'équilibre qui se fissura soudain à l'hiver 1972. *Le Monde* traita les affaires Jeunesse et Ruelle avec une indignation inédite, au point de reprendre les revendications de la Ligue, un positionnement déroutant de la part d'un journal qui avait l'habitude de coller aux vues de la hiérarchie médicale. Comment expliquer ce changement de ton ? Il intervenait quelques années après la publication de *The Hazards of Immunization* (1967), un ouvrage dans lequel le bactériologiste britannique Graham Wilson avait dressé le bilan historique des effets indésirables. Mais, en dehors d'une recension par le journal de la Ligue, cette vaste enquête n'a guère laissé de trace dans les archives consultées. Nous ne pouvons donc pas faire l'hypothèse d'une sensibilité accrue à ce problème dans les milieux scientifiques français.

Ce changement de ton exprimait un sentiment d'injustice. Le débat déclenché par les procès Jeunesse et Ruelle ne prit pas la forme d'une discussion sur le risque social de la vaccination, il ne cibla pas non plus le pouvoir des mandarins aux commandes des politiques vaccinales. Il se fixa sur un problème juridique. La presse dénonçait une disposition de la loi de 1964 qui organisait les réparations : seules les personnes vaccinées dans des centres agréés étaient éligibles à une indemnisation de l'État, même si la nature et l'origine des dommages ne faisaient aucun doute. L'accumulation des cas et l'absurdité des situations finirent par faire évoluer la jurisprudence. En 1974, le Conseil d'État rendit un arrêt favorable à la famille d'une autre victime, Albert Berrebi, qui avait reçu une dose de vaccin antivariolique à l'âge 4 ans, dans un service de rééducation de la Caisse d'assurance maladie de Paris. Dépourvu d'agrément, ce service se trouvait à quelques encablures d'un centre agréé, situé dans l'enceinte du même hôpital de Fontainebleau. L'injection provoqua une encéphalite qui endommagea gravement les capacités intellectuelles de l'enfant. Dans la tradition des catalogues d'images pathétiques et choquantes rassemblées par les mouvements antivaccinaux depuis la fin du XIXe siècle, la Ligue reproduisit à plusieurs reprises une photographie du garçon, accompagnée une fois de cette légende : « C'est dans cet état lamentable que l'enfant fut rendu à sa famille. Depuis, il est absolument incapable de faire le moindre geste, il bave, sa langue est si gonflée qu'il ne peut fermer la bouche[6]. » En censurant le tribunal administratif de Versailles en 1974 – c'est-à-dire un an après la mort d'Albert Berrebi – le Conseil d'État engageait la responsabilité de la puissance publique dès lors qu'une vaccination litigieuse était réalisée dans le cadre de la vaccination obligatoire. La restriction des centres agréés tombait. La Ligue vit dans cet arrêt une victoire extraordinaire, assombrie, il est vrai, par des demandes d'expertises complémentaires qui bloquèrent le versement des indemnités à la famille pendant des années. De son côté, le ministère de la Santé persista à minimiser la portée de cette décision. Dans les tableaux compilant les affaires juridiques, il se bornait à inscrire à son propos : « non-rétroactivité loi de 1964 – vaccination en 1960 dans un centre non agréé[7] ». L'argument de la non-rétroactivité formait le deuxième rempart à une indemnisation sans restriction des accidentés de la vaccination obligatoire.

L'âge d'or de la Ligue

Le débat s'amplifia considérablement avec l'affaire Berrebi. Elle poussa des députés à déposer, en 1972 puis en 1973, une proposition de loi dans le but d'abolir la distinction entre centre agréé et médecine de ville. Mais la présidence de l'Assemblée n'inscrivit jamais la discussion du texte à l'ordre du jour. Le ministère, quant à lui, campait sur son opposition à une évolution du droit. Un mémorandum prétextait abus et fraudes, soulignait la difficulté d'établir un lien causal entre vaccinations et dommages, et brandissait la menace de certificats de complaisance rédigés par les médecins de famille[8]. De toute évidence, l'administration centrale cherchait à faire preuve de fermeté face aux revendications formulées par les militants antivaccinaux, au risque de laisser croître un sentiment d'injustice. Michel Poniatowski, le ministre de la Santé entre 1973 et 1974, s'agaçait de l'activisme de l'association. En un an, son administration reçut plus de mille lettres regardant divers aspects de la vaccination. Il déplorait aussi les interventions de Fernand Delarue auprès des parlementaires. « L'argumentation [de la Ligue] est diverse, écrivait Poniatowski. Il s'agit soit d'attaquer les obligations vaccinales parce qu'elles entraînent des accidents vaccinaux, dont quelques rares cas sont exploités sans retenue pour cette propagande, soit de dénier à certaines vaccinations toute valeur, soit encore de réclamer la modification de l'article L10-I du code de la santé afin de permettre que la responsabilité de l'État soit engagée même pour les vaccinations faites en consultation médicale privée[9]. »

L'association parvint à toucher de nouveaux publics dans l'ambiance frondeuse des années 1970, « une décennie de technocritiques intenses et de mises en cause de l'emprise technoscientifique au nom de la liberté et de l'émancipation[10] », pour reprendre l'analyse de l'historien François Jarrige. L'opposition aux vaccins entra en résonnance avec des inquiétudes politiques profondes, relatives au fonctionnement des sociétés industrielles et à la domination de la technique. Le signe le plus manifeste de cette jonction est la publication aux éditions du Seuil, en 1977, du livre de Fernand Delarue *L'Intoxication vaccinale*. Au sein de la collection « Techno-Critique » dont il est le huitième titre, l'ouvrage côtoie *Némésis médicale* d'Ivan Illich (1975), un réquisitoire contre les conséquences néfastes d'une médecine moderne que l'auteur qualifie de « bureaucratique ». Il convient toutefois de noter qu'Illich range les vaccinations au rang des rares interventions utiles et efficaces. Delarue se réjouissait quant à lui du tirage à 12 000 exemplaires de son essai, une formidable légitimation, « un événement considérable dans l'histoire de notre lutte. Pour la première fois – et dans le monde entier – un grand éditeur a accepté de diffuser, avec tous les moyens dont il dispose, un livre contestataire sur le sujet tabou des vaccinations[11]. » Il y développe et reformule des analyses égrenées dans ses articles – manque de reconnaissance des accidents vaccinaux, lacunes de la statistique publique et problème de l'obligation légale – et va même jusqu'à reprendre des passages d'un ouvrage auto-édité en 1971, *Les Nouveaux Parias*. Point essentiel de la lutte antivaccinale, la démonstration selon laquelle la régression des épidémies ne saurait être attribuée à la vaccination occupe tout le premier chapitre.

L'association put ainsi tourner la page des déboires de la décennie précédente, marquée par une crise budgétaire en 1962. D'après le témoignage des intéressés, l'accession du couple Delarue au conseil d'administration correspondit à une véritable renaissance. Elle précédait de peu le combat remporté contre le projet d'amendement à la loi d'obligation de vaccination contre la poliomyélite, prohibant la propagande antivaccinale, dit amendement Fanton (1964). Constatant qu'un sentiment d'injustice se cristallisait autour de l'indemnisation des accidents, le couple Delarue mit l'accent là-dessus au tournant des années 1970. « Le problème de la discrimination devant l'indemnisation est à nouveau soulevé. Il passe maintenant au premier plan de nos préoccupations. Nous pousserons l'affaire jusqu'au bout[12] », avertissait Delarue en 1972. Quelques mois plus tard, au moment des procès Jeunesse et Ruelle, il s'émerveillait qu'« un grand mouvement se dessine[13] ».

Ce combat s'appuyait sur les différents registres d'action du groupe : lobbying, publications et soutien juridique. Lors des procès, la Ligue décuplait sa visibilité en mettant un avocat à disposition des familles. Les adhérents revinrent en nombre au début des années 1970, au point de déclencher une véritable « crise de croissance » : « La Ligue a maintenant pris de telles proportions qu'elle est devenue une espèce de grande entreprise[14]. » Le succès engendrant son lot de difficultés, Delarue regrettait à longueur d'articles que seuls lui et sa femme, accompagnés d'une demi-douzaine de secrétaires salariées, portent le travail de l'association. Il échoua à mettre en place un système de sections quadrillant le territoire. La création d'une antenne locale ici ou là n'y changeait rien, la relation entre la Ligue et la majorité de ses adhérents se bornait à l'envoi trimestriel de

Santé, liberté et vaccinations, « arme de propagande la plus efficace et la plus sérieuse[15] » dont Delarue, professeur de français dans le secondaire, était devenu l'unique rédacteur.

Cette centralisation quasi absolue, l'absence d'un corps de militants formés qui auraient pu prendre part à la définition des objectifs et aux discussions stratégiques pourraient expliquer le ton sévère, sinon autoritaire des textes de Delarue. Son style distinguait l'association des groupes de critique sociale d'inspiration libertaire, centrés sur la sexualité, la santé ou l'écologie, qui émergèrent dans les années 1970. C'est une des raisons pour lesquelles il est difficile de ranger la Ligue à leur côté. Car, si elle a effectivement profité de l'essor d'une sensibilité écologique et d'un air du temps propice à une mise en cause de l'autorité scientifique, elle a échoué à nouer des alliances durables. Les textes de Delarue donnent à voir un mouvement peinant à placer ses brochures dans les vitrines des magasins de diététique ou à vendre ses livres en dehors du cercle des adhérents. D'ailleurs, la courbe des adhésions s'effondra après la mort de Fernand Delarue en 1979. Épuisé par un cancer et des années de direction, il ne survécut que deux ans à la parution de *L'Intoxication vaccinale*. L'association entra ensuite dans une décennie de déclin dont elle ne se releva pas.

Changement de cap au ministère

Si la Ligue revint sur le devant de la scène lors du débat sur l'indemnisation, elle ne réussit pas pour autant à devenir un interlocuteur politique légitime, comme elle l'avait été à la fin de la IVe République. Delarue se plaignait du mépris des parlementaires, y compris ceux qui dénonçaient la politique vaccinale française. À l'Assemblée, les initiatives des députés butaient sur la fermeté de Poniatowski. L'élection de Valéry Giscard d'Estaing à la présidence en 1974 et la nomination de Jacques Chirac à Matignon, puis de Simone Veil au ministère de la Santé (1974-1979), changèrent la donne. Dès 1975, la ministre fit voter une loi dont l'unique objet était de supprimer la restriction des centres agréés. À l'occasion du passage du texte au Sénat, Simone Veil présenta l'abandon de cette disposition comme une décision personnelle. Au-delà de sa sensibilité propre, cette évolution tant attendue par la Ligue revenait simplement à intégrer la jurisprudence Berrebi au droit ordinaire. L'amélioration du cadre juridique des réparations se poursuivit dans les décennies suivantes. À l'image du texte de 1964, la loi de 1975 ne présentait pas de caractère rétroactif, mais, en 1985, un nouveau texte instaura la rétroactivité de la loi de 1975. Autrement dit, tous les accidents vaccinaux imputables à une vaccination obligatoire administrée après 1964 pouvaient être indemnisés par l'État, quel que soit le lieu de l'acte.

La loi de 1975 corrigea l'injustice des centres agréés sans faciliter l'indemnisation des victimes. Leurs démarches continuaient à prendre des années. « Devant la longueur extrême des procédures devant les tribunaux administratifs et le Conseil d'État, s'alarmait un sénateur en 1977, il n'est pas rare de constater que la personne intéressée dans ces affaires décède bien avant l'arrêt du Conseil d'État[16]. » Plusieurs familles de victime auraient renoncé à engager ces procédures interminables, ce dont s'inquiétait l'administration dirigée par Simone Veil qui rompit avec l'approche de son prédécesseur, cessant d'assimiler l'amélioration de la prise en charge à une concession ou, pire, à une défaite politique face à la Ligue. Dans l'esprit des fonctionnaires chargés du dossier, une indemnisation rapide des victimes ne pouvait que servir la cause de la santé publique. Cette approche rejoignait celle d'autres responsables sanitaires européens, en Allemagne de l'Ouest notamment, où une loi d'indemnisation votée en 1961 équipa le pays de la première législation du genre. Une note allemande adjointe à un rapport du Conseil de l'Europe énonçait :

> Pour que la vaccination assure la protection collective de façon adéquate, il est indispensable que chacun s'y soumette volontiers. La politique sanitaire nationale doit faire en sorte d'éveiller le désir de s'y prêter. À ce sujet, l'État peut, en somme, agir de trois façons : par une éducation sanitaire, attirer l'attention sur les risques courus par les personnes non vaccinées ainsi que sur les avantages d'ordre préventif de la prévention ; assurer la fourniture de vaccins toujours mieux au point ; et garantir une indemnisation adéquate aux victimes de la vaccination[17].

En 1977, l'administration lança des consultations pour définir les contours d'une commission d'indemnisation à l'amiable. Le motif de l'accélération des procédures se répétait à longueur de notes. Insistant sur « l'actualité du sujet » et les « demandes de Madame le ministre », la responsable du dossier enjoignait à ses interlocuteurs de revoir les « pratiques actuellement suivies pour ne pas obliger les victimes à des procédures dont la longueur est justement dénoncée[18] ». La commission fut formellement instituée en septembre 1978. Les préfets étaient désormais sommés d'établir un dossier pour toute demande de réparation, ce qui déclenchait le choix d'un expert dans une liste de la cour d'appel du département, en liaison avec la victime. Le dossier devait ensuite être adressé à la commission composée de représentants de l'administration et de médecins, lesquels se rassemblaient une à trois fois par an selon les besoins. Leur travail consistait à établir un lien de causalité entre le dommage et la vaccination litigieuse. L'indemnisation prenait la forme d'une rente mensuelle ou d'un capital mettant fin aux démarches des plaignants. Une fois rendu, l'avis était transmis au préfet et à la victime, laquelle gardait la liberté d'enclencher, en cas de désaccord avec la décision, la procédure ordinaire devant les tribunaux administratifs. La victime pouvait également demander une réévaluation de ses indemnités si l'évolution de son état le justifiait. Dans les discussions préalables à la mise en place de l'instance, on conjectura qu'elle se réunirait peu. En effet, après cinq ans d'activité, seuls seize dossiers lui parvinrent, dont quatorze pour des réactions locales jugées bénignes, un dossier pour une monoplégie et un pour une encéphalite. En 1988, l'année des dix ans de la commission, quatre dossiers furent instruits[19].

Des données fantaisistes ?

Le cabinet de Simone Veil souhaitait coupler l'amélioration des procédures d'indemnisation avec la mise en place d'une statistique des accidents vaccinaux. Les déclarations de la ministre ne dissimulaient pas l'ampleur des lacunes : « les accidents vaccinaux sont à vrai dire extrêmement rares, assurait-elle lors des débats sur la loi de 1975. Mais il est hasardeux de donner sur ce point des statistiques précises[20]. »

Deux ans plus tard, la presse révéla le projet d'instaurer une déclaration obligatoire des accidents vaccinaux. Saluée par la Ligue, l'idée ne fut pas mise en œuvre, sans doute parce que la déclaration obligatoire des maladies infectieuses était déjà dysfonctionnelle et qu'il dut paraître vain, à la réflexion, d'y ajouter une colonne consacrée aux accidents sans revoir l'ensemble du dispositif. La Ligue dénonçait depuis longtemps « la plus haute fantaisie[21] » présidant à l'établissement des statistiques d'accidents : « Tout est laissé au hasard, à l'imprécision, à la routine. Se rend-on compte de cette énormité ? », s'exclamait Delarue en 1970. Cependant, si ce dernier mettait à juste titre le doigt sur un problème épineux, il ne se risquait pas à produire ses propres compilations, comme le feront les militants des années 1990. Il se contentait plutôt de citer des taux ramassés dans les textes d'alliés étrangers, comme ce médecin suisse qui dénombrait une encéphalite pour cinq mille vaccinations. La Ligue ne pouvait certes compter que sur un petit secrétariat, mais une explication plus idéologique justifie ce rapport ambigu, sinon contradictoire, aux chiffres des accidents vaccinaux, consistant à dénoncer une « mauvaise foi dans les statistiques[22] » sans même commencer à chercher à cultiver la rigueur nécessaire. Pour Delarue, les accidents ne formaient que la pointe visible d'une multitude de perturbations insidieuses provoquées par les vaccinations, « la porte ouverte à toutes les aventures pathologiques », pouvant « induire la leucémie ou le cancer[23] ». Sans compter « les troubles généraux qui s'effectuent dans le domaine hydrique de l'organisme, c'est-à-dire du métabolisme de l'eau. Ou bien les gens maigrissent, ou bien les gens grossissent[24] ». Un problème aux ramifications inquantifiables !

Dans les années 1970, les autorités sanitaires avançaient tout de même deux types de chiffres, également imparfaits. Les premiers étaient la somme des affaires en cours ou jugées. Par définition, ils ne tenaient pas compte des effets indésirables, bénins ou graves, n'aboutissant pas au dépôt d'une plainte. En 1971, le ministre de la Santé, Robert Boulin, déclara au Sénat dénombrer quarante affaires depuis 1964[25]. Vingt-cinq dossiers relevaient de la vaccination antivariolique, huit du BCG, les sept cas restants se partageaient entre les autres vaccins. Rapportés aux quatre millions de vaccinations annuelles annoncées par le ministère, ces chiffres étaient loin du taux défendu à la même époque par Delarue d'une encéphalite pour cinq mille vaccinations. Un autre type de statistique était établi par le service du dépouillement des causes de décès à l'INSERM. L'organisme dénombrait quatre morts certaines et sept probables liées à la vaccination contre la variole pour la période 1972-1976[26]. La robustesse de cette nomenclature faisait forcément l'objet de débats : comment être certain qu'un certificat de décès établi par un médecin puisse correctement évaluer le rôle d'une vaccination dans la mort d'un individu, ou inversement ne pas passer à côté ? Michel Rey, un compagnon de route du CIE, résuma la situation dans un livre paru en 1980 : « En France, on ne connaît guère les accidents vaccinaux, à l'échelle nationale, que par les plaintes et demandes de dédommagement, et on ne connaît le nombre de vaccinations (déclarées seulement par le secteur public) que par le nombre de doses distribuées par les fabricants (supérieur en réalité au nombre de doses réellement inoculées[27]). » Les faillites de la bureaucratie d'État continuèrent à être un motif de discussion parmi les spécialistes. Au moment du lancement du Comité technique des vaccinations en 1986, ses membres débattaient toujours de la mise en place d'une « pharmacovigilance » des vaccins. Trois ans plus tard, un intervenant y fit le constat d'une augmentation des notifications d'accidents malgré une sous-déclaration reconnue : « Des cas graves ont été signalés seize fois dont dix décès depuis 1981. Sur les dix décès, cinq ont été imputés aux vaccins. Il semblerait qu'il y ait une meilleure déclaration des accidents, mais on doit admettre que, malgré les incitations réitérées, les vaccins sont moins bien surveillés que les autres médicaments. Il existe donc une sous-déclaration des accidents vaccinaux[28]. »

L'existence d'effets indésirables bénins n'était pourtant pas ignorée par les médecins du CIE. Ces derniers étaient même aux premières loges pour cerner l'importance du problème, dans la mesure où ils étaient occupés à évaluer minutieusement les réactions des enfants aux vaccins. Dans le cadre des essais effectués en Afrique centrale, la responsable de la Station pilote, Colette Fillastre, s'interrogea par exemple sur l'origine des incidents imputables au BCG. Les raisons étaient-elles les mêmes que dans l'Hexagone[29] ? Mais ces questionnements ne débouchèrent pas sur des statistiques élaborées – à l'exception d'une étude rétrospective recensant les inflammations des ganglions lymphatiques provoquées par ce même vaccin, dont les conclusions atterrirent sur un bureau du ministère de la Santé. Les propos tenus lors d'une réunion de service en 1977, au cours de laquelle furent discutés des vaccins combinés composés d'une souche coquelucheuse réactogène, suscitant nodules et abcès – avec tout de même un taux d'effets indésirables de 7,8 % pour le vaccin de Mérieux et de 13,5 à 26,8 % pour celui de Pasteur –, donnent une idée plus précise de la façon dont les médecins du CIE envisageaient la question :

> En ouvrant le débat, Monsieur le professeur Mande a situé le problème, en précisant qu'il faut le prendre au sérieux, non pas pour le nombre d'incidents détectés qui reste quand même très faible, mais pour leur incidence sur l'opinion publique. En effet, il estime qu'il serait dommage de laisser notre capital crédit entamé par ces incidents répétés et ce d'autant plus que si l'opinion publique ne se manifeste pas encore, les médecins par contre sont inquiets : il en veut pour preuve le nombre de lettres qu'il a reçues à ce sujet. Pour éclairer le débat, Madame Fillastre retrace l'historique des différentes observations qu'elle a faites et précise notamment que pendant dix ans (1964-1974) les vaccinations se sont passées sans problème, avec les vaccins DTCoq et Tétracoq de l'Institut Mérieux et de l'Institut Pasteur alors utilisés, on observait de temps en temps des nodules. [...] Il semble qu'il y ait eu une modification dans la fabrication du vaccin coquelucheux chez les deux laboratoires : c'est depuis janvier 1974 que nous avons observé une plus grande fréquence de nodules[30].

De telles statistiques auraient le pouvoir de déstabiliser une population influençable, comme l'explique Fillastre : « Si des accidents graves étaient survenus [à la suite des mêmes vaccinations triples], la "grande presse" aurait sûrement fait grand tapage. [...]. Les facteurs responsables de ces accidents ne sont pas identifiés avec certitude et il serait imprudent de livrer à la "grande presse" des informations insuffisamment élaborées. Ceci risquerait de conduire, comme en Angleterre [...], à une réduction notable du nombre d'enfants qui ont reçu le vaccin triple, dont les anatoxines diphtériques et tétaniques, et à une recrudescence des cas de coqueluche[31]. » En 1978, le CIE organisa un grand colloque sur la vaccination des enfants, donnant lieu à une publication volumineuse souvent citée. Hormis l'équipe d'Alice Lotte qui présenta une étude sur « les complications induites par la vaccination BCG », aucune des trente-sept présentations n'approfondit le thème des accidents et des effets secondaires. Fernand Delarue ne manqua pas de relever un tel déni : « Au cours de la conférence de presse organisée par l'INSERM en juin au Centre international de l'enfance, le Dr Martin Rouyet [*sic*, Martin-Bouyer] a répondu à une journaliste de *L'Impatient* que les accidents postvaccins étaient recensés depuis fort longtemps et qu'aucun doute ne subsistait quant à l'évaluation de leur fréquence[32]. »

Quelles conclusions tirer, sinon la marginalisation tenace des accidents vaccinaux au niveau statistique ? Le statut d'accidenté se consolida au terme d'une évolution législative et règlementaire. Elle relevait d'une prise de conscience observée dans d'autres pays où s'installait également l'idée qu'une indemnisation juste était bénéfique à la santé publique. Après l'Allemagne (1961) et la France (1964), le Japon (1970), la Suisse (1970), le Danemark (1972), la Nouvelle-Zélande (1974), la Suède (1978), le Royaume-Uni (1979), le Québec (1985) et les États-Unis (1988) promulguèrent des lois d'indemnisation. Cependant, seule la France appliquait son régime de compensation dans le cadre exclusif de l'obligation vaccinale. Les accidents provoqués par des vaccinations recommandées, comme celle contre la coqueluche, n'entraient pas dans le cadre de la loi de 1964, ni dans celui de la loi de 1975 ou de 1985.

Le cadre législatif s'assouplit en dehors de la question des réparations, avec l'abolition de l'obligation de la vaccination contre la variole, suspendue par la loi du 2 juillet 1979 à l'issue de la campagne d'éradication coordonnée par l'OMS (la maladie fut déclarée éradiquée en mai 1980). Mais, paradoxalement, cette période de libéralisation s'accompagna d'une dureté dans la dénonciation de la Ligue. Ce phénomène, déjà perceptible dans les années 1950 lorsque les militants furent accusés des mauvais taux de vaccination par le BCG, s'amplifia. La Ligue vit son influence exagérée dans les discours publics et au sein des institutions sanitaires. Or, on ignore quelle était l'étendue du soutien populaire dont elle bénéficiait et rien n'indique que l'État en savait plus. Malgré une certaine actualité de ses positions, les textes de Delarue laissent à penser que l'association continuait à souffrir de sa marginalité. L'usage très courant de l'expression « les ligues antivaccinales » au pluriel pour désigner l'unique groupe antivaccinal actif à l'échelle nationale est le signe le plus flagrant de cette exagération. En 1977, cette formule vaguement menaçante était tellement répandue que Delarue commença une conférence de presse, consacrée justement aux accidents vaccinaux, par la mise au point suivante :

> Nous avons été surpris, ces temps derniers, de lire dans le *Journal officiel*, ou d'entendre à la radio ou à la télévision, et en particulier de la bouche même du ministre de la Santé, des déclarations concernant « les ligues contre les vaccinations », qui seraient dirigées par des « irresponsables » et dont l'activité fut qualifiée de « dangereuse ». Remarquons une fois de plus qu'il n'existe qu'une seule ligue s'occupant du problème des vaccinations, la nôtre. Précisons à nouveau que son titre exact attire l'attention sur sa nature et sur son but : Ligue nationale pour la liberté des vaccinations[33].

CHAPITRE VI

L'État reprend la main

L'arrivée du sida et le basculement de la France à gauche lors des élections présidentielles et législatives de 1981 créèrent un environnement nouveau pour les politiques de l'infectieux. Les haussements d'épaules devant les faiblesses de la statistique laissèrent place à des initiatives soutenues par le ministère d'un côté, la Fondation Mérieux de l'autre, afin de construire un véritable arsenal permettant d'établir des données nationales solides. Les Centers for Disease Control (CDC) d'Atlanta apparaissaient comme un modèle à suivre. Une double mobilisation s'amorça. Elle aboutit, une dizaine d'années plus tard, à l'inauguration de nouvelles institutions : les agences sanitaires, dont le Réseau national de santé publique (RNSP) en 1992, l'ancêtre de Santé publique France. Ces évolutions concernaient directement la vaccination puisqu'un comité ministériel chargé de tracer une ligne claire dans ce domaine fut instauré en 1986. En se transformant, le pouvoir sanitaire se pencha sur les représentations des individus et leur rapport à la vaccination.

Une redécouverte de la menace infectieuse

En 1983, une équipe de l'institut Pasteur identifia le VIH, le virus responsable du sida dont les premiers cas avaient été enregistrés en 1981. Cette découverte démolit l'idée qui s'était installée dans les précédentes décennies de la disparition des maladies infectieuses. Elle allait marquer un tournant à tous les niveaux : intime, scientifique, industriel, légal, politique, géo-politique, etc. Mais, face au caractère mystérieux de la maladie, la science a d'abord tâtonné. Pendant de longs mois, elle disposa surtout de statistiques pour formuler des hypothèses et saisir l'étendue du drame, minimisée par nombre de praticiens. Habitués à mener la danse, le laboratoire et la clinique butaient sur cette pathologie dont les premiers cas décrits étaient des jeunes hommes gays sans antécédent médical. C'est donc par un article d'épidémiologie platement descriptif, devenu l'acte de naissance du sida, que Willy Rozenbaum, l'un des premiers à avoir reconnu la nouveauté de la maladie, ouvrit son livre *SIDA. Réalités et fantasmes* (1984) :

> Le 5 juin 1981, les Américains livrent à la communauté scientifique une information étrange : cinq jeunes hommes, tous homosexuels, souffrent d'une infection pulmonaire rarissime, la pneumocystose. Ce fait épidémiologique émane du M.M.W.R (*Morbidity and Mortality Weekly Report*), une publication médicale du Centre de contrôle des maladies [Centers for Disease Control], le CDC à Atlanta. Et derrière ce constat un peu brut naissent déjà des interrogations. Rien ne point pourtant du trouble qui saisit les médecins américains depuis

> plusieurs mois déjà. C'est en octobre 1980, en effet, qu'Atlanta connaît sa première alerte. Le Centre a pour tâche d'enregistrer chaque maladie aux États-Unis : atteintes infectieuses, tumorales ou dégénératives, rien ne lui échappe. Les rougeoles, les poliomyélites ou les cancers sont comptabilisés là. Cette organisation originale et efficace fait du CDC un observatoire précieux pour la santé[1].

Rozenbaum était alors chef de clinique à Claude-Bernard, un hôpital du nord de Paris qui s'étendait sur l'ancien glacis des fortifications. Cet établissement unique en France était spécialisé dans les maladies infectieuses. On y traitait les pathologies infantiles comme la rougeole, la coqueluche, dont la fluctuation des cas donnait une idée de la diffusion des vaccins, mais aussi la tuberculose et les infections tropicales plus difficiles à soigner. La prise en charge commençait d'ordinaire par le constat d'une forte fièvre résistante aux traitements, comme le relate une ancienne employée : « Le fil rouge de tout ça, c'était la fièvre, c'était la température. On avait assez souvent des gens qu'on orientait vers Claude-Bernard, après être passés chez d'autres médecins ou dans d'autres services parce qu'ils avaient une fièvre prolongée. Et ce n'était pas exceptionnel que cette fièvre prolongée soit finalement une tuberculose ganglionnaire profonde[2]. » Le jour où Rozenbaum découvrit l'article du *Morbidity and Mortality Weekly Report*, un patient français le consulta avec des symptômes identiques à ceux décrits dans le texte, dont une fièvre persistante : « Il avait 38 ans, il était homosexuel. Sa profession de steward l'obligeait à de nombreux déplacements. Mais il faisait aussi beaucoup de voyages d'agrément. Au moment où je l'ai vu, pour la première fois, il revenait d'un séjour en Égypte. Depuis un mois déjà, il souffrait d'une forte fièvre et d'une diarrhée rebelle. Sa première démarche avait donc été de s'adresser à un service de pathologie tropicale[3]. »

Dans les premiers mois de 1982, Rozenbaum rassembla un groupe de travail sur cette maladie inconnue, au sein duquel il recruta un jeune épidémiologiste, Jean-Baptiste Brunet. « Willy, explique ce dernier, a cherché à trouver des gens qui pouvaient faire des choses différentes. Et il ne trouvait pas d'épidémiologiste, il n'y avait pas d'épidémiologiste intéressé par un sujet qui concernait à l'époque trente patients aux États-Unis, qui étaient tous homos, dont on ne voyait pas trop si c'était un problème d'infection, de maladie nouvelle, de maladie pas encore diagnostiquée mais qui n'était pas nouvelle. Ça posait plein de questions et ça n'intéressait pas grand monde[4]. » Le ministère de la Santé, pour lequel Brunet avait déjà effectué de brèves missions, accepta de financer son poste afin que l'épidémiologiste esquisse un système national de surveillance. À l'origine, il s'agissait d'un réseau d'environ deux cents médecins susceptibles de rencontrer des malades et prêts à faire remonter l'information.

L'administration centrale s'ouvrait aux expérimentations. Nommé ministre de la Santé après l'élection de François Mitterrand en 1981, le communiste Jacques Ralite s'était préparé à occuper le maroquin de la Culture[5]. Son absence d'expertise le poussa à recruter à tour de bras des personnes compétentes pour l'entourer. Plusieurs jeunes cadres reçurent carte blanche pour lancer des réformes. La direction du bureau des maladies transmissibles fut ainsi confiée à Élisabeth

Bouvet, une infectiologue venue de l'hôpital Claude-Bernard, à qui il revint de remettre à plat la surveillance des maladies infectieuses. La direction de l'INSERM cherchait justement à liquider son unité dédiée à cette fonction, issue du campus du Vésinet, dont les statistiques agrégeant les données parcellaires de la déclaration obligatoire – les médecins devaient informer les services de l'État lorsqu'ils diagnostiquaient l'une des maladies concernées par ce dispositif – étaient jugées inutilisables. Élisabeth Bouvet commença par refondre le *Bulletin épidémiologique hebdomadaire,* un périodique peu consulté jusque-là. Puis une réflexion sur la déclaration obligatoire fut entamée, avec l'instauration, en 1984, de « centres de référence » spécialisés soit dans l'une des maladies ciblées, soit dans des thématiques transversales. Le CIE devint l'un de ces centres, avec pour mission de produire des statistiques sur la couverture vaccinale de l'enfance.

Signe d'une étatisation de la santé publique, le dispositif de recueil des cas de sida fut absorbé par le ministère de la Santé. Cela changeait la donne car certains médecins s'étaient montrés réticents à l'idée de partager des dossiers dont ils estimaient être les propriétaires et sur la base desquels ils pouvaient publier leurs propres articles scientifiques. Couplée aux progrès accomplis par les virologistes de l'Institut Pasteur, l'efficacité de ce système *ad hoc* valut à la France d'obtenir, en 1984, le Centre collaborateur OMS sur le sida, un service qui allait produire des statistiques couvrant toute l'Europe occidentale. Encore fallait-il savoir où l'installer. Plusieurs hypothèses furent envisagées. Une personne impliquée dans les négociations raconte : « On est même allé voir l'Observatoire régional de santé Île-de-France qui n'a pas voulu du sida ; les politiques ils avaient peur, les homos, ça faisait sale, enfin bon, ils n'ont pas voulu. » Le centre OMS rejoignit finalement l'Institut d'épidémiologie africaine de l'hôpital Claude-Bernard et non l'Institut Pasteur, dont les compétences en santé publique continuaient à être jugées trop limitées.

La rénovation de la statistique sanitaire ne se limitait pas aux initiatives soutenues par l'administration centrale. La Fondation Mérieux cherchait de son côté à importer l'épidémiologie dite « d'intervention ». Le but était de former aux enquêtes de terrain, négligées en France au profit d'approches plus mathématisées, en s'appropriant le savoir-faire des Centers for Disease Control (CDC)[6]. À la fin des années 1970, ceux-ci étaient déjà enviés par de nombreux acteurs, dont les médecins du CIE : « Il n'y a pas à ma connaissance, écrivait Raymond Mande, d'autre centre dans le monde à part les Centers for Disease Control d'Atlanta, dont les possibilités budgétaires sont infiniment plus grandes, qui étudie de façon systématique, comme le fait la Station pilote, les différents problèmes soulevés par les vaccinations chez l'enfant[7]. » L'agence fédérale établit sa réputation en résolvant des problèmes posés par la vaccination. C'est notamment à partir des méthodes de surveillance déployées pour identifier la source des vaccins antipoliomyélitiques dangereux en 1955, lors du « Cutter Incident », puis des stratégies mises en œuvre par ses employés dans la campagne internationale d'éradication de la variole, que cette institution mit au point des modes opératoires permettant d'enquêter sur n'importe quelle forme de contamination, y compris environnementale. « Les mêmes principes épidémiologiques étaient appliqués[8] » à une vaste gamme de catastrophes, résume l'historienne Elizabeth Etheridge. Un type de savoir versatile, extensible, qui n'était ni périphérique, ni en quête de raison d'être : grâce à plusieurs apparitions dans la presse écrite, dont le *New Yorker* à la fin des années 1950, le « détective des maladies infectieuses » dépêché au cœur d'une épidémie devint en un instant une figure populaire aux États-Unis[9].

Charles Mérieux, Philippe Stoeckel et un enseignant de l'École de santé publique de Rennes, Louis Massé, mirent en place une collaboration avec les CDC au tournant des années 1980. Elle déboucha d'abord sur l'organisation de séminaires, portant par exemple sur l'épidémiologie des maladies transmissibles ou sur son enseignement dans les pays en développement – le tropisme africain de la Fondation Mérieux n'avait pas disparu. En 1984, cette dernière créa l'Institut pour le développement de l'épidémiologie appliquée (IDEA) dans la maison de famille des Mérieux sur le lac d'Annecy, les « Pensières », dont une partie fut transformée pour l'occasion en centre de conférences. Le contenu de l'enseignement reprenait l'intégralité du module introductif proposé par la formation mythique « Epidemic Intelligence Service » des CDC. Celle-ci proposait pendant deux ans un apprentissage par la pratique : après le cours introductif de trois semaines, les jeunes recrues rejoignaient un service de santé publique pour acquérir les fondamentaux de cette épidémiologie de terrain[10]. En 1977, deux ans après la participation des premiers étrangers au programme, Nicole Guérin se rendit à Atlanta pour suivre le cours introductif. Elle put constater l'existence de divergences tenaces entre Français et Étatsuniens sur l'un des vaccins les plus défendus par le

CIE – « [les résultats d'une grande étude de l'OMS menée en Inde] venaient juste de sortir, et tous les Américains me tombaient sur le poil en disant : vous voyez bien que le BCG est inutile » – et une puissance instrumentale sans équivalent – « je me souviens mes yeux grands ouverts quand j'ai vu un des premiers ordinateurs qu'utilisaient les CDC, qui prenait sans doute toute la place du bureau et était réfrigéré je ne sais pas combien de temps »[11].

L'instauration d'un gouvernement de la vaccination

Depuis l'État, on maintenait une certaine réserve vis-à-vis des initiatives de l'industriel. Malgré une contribution reconnue aux savoirs de santé publique, Charles Mérieux conservait des intérêts économiques dans la vente des vaccins. Le ministère mit en place, en 1986, le Comité technique des vaccinations (CTV) afin d'éviter tout mélange des genres et de donner un cadre formel aux décisions prises dans le domaine. Composée d'une dizaine de membres, cette structure inédite dans l'Hexagone s'inscrivait dans le cadre ancien du parlement de la santé publique instauré par la loi de 1902, le Conseil supérieur d'hygiène publique de France (CSHPF). Selon un terme qui commençait à circuler, le CTV était censé devenir l'organe de la « vaccinologie », en développant une approche pluridisciplinaire et transversale. Un vœu qui ne se reflétait pas dans sa composition initiale : médecins et hauts fonctionnaires y étaient omniprésents, le premier économiste n'y siégea qu'après 1997. Ses attributions ne souffraient d'aucune ambiguïté puisqu'il reçut le monopole du calendrier dont il devait proposer une mise à jour annuelle.

L'une des premières tâches du CTV fut de clarifier la position française sur la prévention de la rougeole, une maladie de l'enfance courante en l'absence d'immunisation et bénigne dans la plupart des cas. Son virus cause fièvre, fatigue, toux et se conclut par une éruption cutanée généralisée. Mais il peut aussi entraîner des encéphalites aiguës (en France, une soixantaine par an avant la diffusion des vaccins) et la mort. Cette létalité était exacerbée dans les pays de l'hémisphère Sud, auxquels le vaccin conçu par les Étatsuniens était à l'origine destiné. Ces derniers, qui avaient d'abord estimé qu'une vaccination de masse n'était pas nécessaire chez eux, l'adoptèrent à partir de 1966, quand le président Johnson fit de l'éradication de la rougeole, présentée comme une maladie des ghettos urbains, un volet de sa lutte contre la pauvreté[12]. En 1966, l'État français recommanda lui aussi le vaccin, mais seulement pour les enfants « fragiles » et ceux en collectivité. En novembre 1983, le ministère lança une campagne contre la rougeole et la rubéole, avec le concours de la Ligue française pour la prévention des maladies infectieuses, un club de médecins actif au tournant des années 1980. Ce n'est qu'en 1986, après la mise en place du CTV, qu'un vaccin combiné rougeole-oreillons-rubéole (ROR), disponible depuis plus de dix ans, intégra le calendrier officiel. Le CTV faisait d'une pierre deux coups : plusieurs vaccins allaient entrer en usage via une association, au nom de la simplicité et d'une évaluation économique favorable : « Il apparaît plus simple de faire un vaccin combiné, défendit le rapporteur en séance. Le surcoût du ROR par rapport au vaccin rougeole-rubéole est de 37,5 à

51 MF, inférieur au coût annuel de la maladie ourlienne [les oreillons] (124 MF[13]). »

Le comité se rangea immédiatement du côté de la recommandation plutôt que du « carcan de l'obligation[14] ». S'affirmait l'idée que le droit faisait obstacle à « une dynamique d'adaptation[15] ». Les membres du CTV prétendaient que le rythme du travail législatif et le caractère difficilement révocable d'une loi ne permettaient pas de tenir compte de l'évolution de la situation épidémiologique et de l'offre pharmaceutique. L'obligation, de surcroît, était jugée perturbatrice pour la population. Elle « risque d'être mal vécue, énonce l'auteur d'un rapport sur le ROR. Il n'est peut-être pas utile de courir ce risque, compte tenu du fait qu'on sait déjà que la vaccination rougeole-rubéole est dans l'ensemble bien acceptée et que la vaccination anti-ourlienne [contre les oreillons] l'est probablement autant. Il apparaît donc nécessaire d'envisager des mesures d'information qui permettront d'augmenter l'acceptabilité de la vaccination auprès de diverses instances : médecins (en cours d'étude ou en formation continue), pharmaciens, sage-femmes, assistantes sociales, infirmières de PMI, corps enseignant[16]. » L'acceptabilité se transformait en argument contre l'obligation. Devenant une variable essentielle, elle allait devoir être quantifiée empiriquement. Si le CTV promouvait une méthode douce, il ne s'accommodait pas moins des obligations existantes (contre le tétanos, la diphtérie, la tuberculose et la poliomyélite). Le tout coexistait dans un flou cultivé, comme en témoigne cet échange enregistré au cours d'une séance du CTV, en octobre 1986 : « M. Carbon propose de distinguer dans le nouveau calendrier les vaccinations obligatoires et les vaccinations recommandées. Mme Fillastre pense que cette différenciation est dangereuse, les vaccinations seulement recommandées risquant d'apparaître comme peu importantes[17]. »

La Ligue française pour la prévention des maladies infectieuses se réunit en février 1988 pour discuter des mauvais chiffres du ROR. La couverture vaccinale stagnait à environ 50 % au niveau national et oscillait entre 10 à 70 % selon les départements, loin derrière l'objectif fixé de 90 %. En revanche, les vaccinations obligatoires avaient des résultats jugés bons. Les participants à la réunion, dont la moitié siégeait au CTV ou y était invité régulièrement, expliquaient cette contre-performance par « une politique vaccinale à deux vitesses », mêlant obligations et recommandations. Mais à aucun moment l'idée d'aligner le régime légal du ROR sur les autres vaccins de l'enfance ne fut défendue. Ces médecins se demandèrent au contraire comment donner au ROR le caractère d'une obligation sans passer par une loi : « Comment contourner l'obstacle de l'absence d'obligation légale du ROR ? Comment rendre effectivement obligatoire le programme de vaccination recommandé chaque année par la DGS [Direction générale de la santé] après avis du Conseil supérieur d'hygiène publique dans toutes les collectivités d'enfants ? [...] Le système légaliste n'est plus opérationnel (difficultés croissantes pour obtenir l'accord du Parlement, et aussi pour abroger une obligation[18]). » Ce qui pourrait faire penser à une lubie s'explique par une allusion, une fois de plus, à l'exemple étatsunien. Les législateurs au niveau des États y avaient multiplié les lois d'obligation avant l'entrée à l'école au début des années 1970, alors que les autorités avaient recouru à de simples recommandations pendant des décennies, créant un écheveau d'obligations non fédérales. Ces lois ressortaient de l'obligation, mais une communication habile en avait atténué la dimension contraignante[19].

La première version du CTV, dont la composition demeura relativement stable jusqu'en 1997, ne rompit pas franchement avec l'entre-soi observé dans les décennies précédentes :

> Il y avait tellement peu de gens, analyse une personne membre, que très vite la politique vaccinale se résumait à quelles étaient les relations personnelles entre X et Y, quel était le caractère de Z. […] Il y avait tellement peu d'intérêt sur cette question [de la vaccination], que personne n'a été regarder. À partir du moment où il y avait un CTV qui fonctionnait, on laissait faire. […] Tout le monde était content, on avait un CTV, un Centre national de référence [le CIE], et personne n'en demandait plus. Il n'y a même pas eu de critique sociétale du fonctionnement du CTV.

Par ailleurs, malgré les bonnes intentions de ses concepteurs, le CTV conserva difficilement une indépendance vis-à-vis des intérêts économiques. Dans les années 1990, les industriels pouvaient solliciter une audience dès qu'ils apprenaient qu'une pathologie les concernant arrivait à l'ordre du jour. Les liens entre certains participants et les firmes étaient anciens – la proximité de la Station pilote (représentée au CTV par Colette Fillastre puis par Nicole Guérin) avec l'Institut Mérieux s'accentua dans les années 1980, à travers la commande d'essais cliniques ; les laboratoires pharmaceutiques invitèrent le vice-président du CTV entre 1986 et 1997 à rejoindre toutes sortes d'instances[20].

> Dans le domaine de la vaccination, explique une personne membre, les firmes avaient l'habitude de créer, en particulier lorsqu'elles avaient un nouveau produit qu'elles s'apprêtaient à lancer sur le marché, ces conseils scientifiques qu'elles appelaient aussi de mille autres noms, qui consistaient à avoir un groupe d'experts qui allait aider à la promotion, officiellement ce n'est pas dit comme ça, qui allait conseiller la firme sur les stratégies, les aider à réfléchir. Elles avaient l'habitude de recruter ces membres de conseils scientifiques sur la vaccination X parmi les membres du CTV.

Le directeur général de la Santé, Jean-François Girard, s'agaça de ces conflits d'intérêts. Il s'opposa ainsi au financement par l'industrie du *Guide des vaccinations* de 1995, comme le proposait le CTV. L'année suivante, il s'offusqua de la présence de deux de ses membres à une journée consacrée à la vaccination, « parrainée par Pasteur Mérieux MSD » : « Le parrainage Pasteur Mérieux ne sert pas la cause de la vaccination et de la politique vaccinale[21] ! »

Mesurer l'acceptabilité

Appréhender les réticences devint un enjeu crucial pour le succès de ces campagnes qui ne reposaient que sur la recommandation.

> Dans ce contexte [de renoncement à de nouvelles lois d'obligation], reconnaissait une employée du ministère de la Santé, il est particulièrement important de connaître l'adhésion des populations aux recommandations vaccinales, et celle des médecins vaccinateurs, principaux vecteurs de l'information. L'acceptabilité est le terme qui a été adopté pour définir cette adhésion [...]. Par "acceptabilité", on entend les opinions et comportements des populations à l'égard des vaccinations recommandées ou imposées[22].

L'auteure de ces lignes recensait une nuée de sondages, téléphoniques pour la plupart : auprès des médecins généralistes et des pédiatres sur le ROR en 1983, 1984, 1985, 1986 et 1988 ; effectué par la SOFRES Médical sur la vaccination contre la grippe en 1986 ; auprès des parents sur le ROR en 1987.

Inédit en France, l'engouement pour ces études n'était pas sans précédent ailleurs. Le lancement chahuté du vaccin contre la poliomyélite aux États-Unis avait occasionné une première vague d'enquêtes d'opinion. Dès 1956, la National Foundation for Infantile Paralysis, une association sensible aux perceptions de la population car dépendante de ses dons, employa des sommités des enquêtes par sondage, issues de l'institut fondé par George Gallup et de l'université de Columbia[23]. Des études commandées par diverses institutions furent aussi menées dans différents États. Elles mirent en évidence l'importance de l'appartenance sociale dans la réception des vaccins : les plus pauvres s'en remettaient moins facilement à l'autorité médicale. Elles montrèrent en outre que, s'il n'existait pas de résistance active, les prescripteurs solides disposant d'un accès direct aux personnes récalcitrantes manquaient. L'association entre pauvreté et non-recours à la vaccination se confirma dans les années suivantes, avec la multiplication de petites épidémies urbaines de polio. « La tendance à tenir les pauvres responsables d'épidémies reflétait une nouvelle configuration qui prit forme dans les années 1960, analyse l'historienne Elena Conis. Avec des taux records de vaccination dans les classes moyennes et supérieures, les maladies évitables commencèrent à se concentrer dans de nouvelles populations[24]. »

Au-delà de la vaccination, les sondages sur les questions de santé connurent un essor mondial au tournant des années 1970, en particulier dans le contrôle des naissances. Les agences de développement étatsuniennes expérimentaient alors des techniques de planning familial dans le sous-continent indien, déclaré épicentre d'un grave problème de surpopulation menaçant le bien-être de l'humanité[25]. Les promoteurs du stérilet, de la pilule, voire de la stérilisation, avaient conscience que ces méthodes contraceptives ne présentaient pas pour les individus la nécessité d'un traitement devant la maladie, une caractéristique qui les rapprochait de la vaccination. Cerner les « représentations » devint essentiel pour améliorer leur « acceptabilité ». En 1970, le Population Council, une organisation basée à New York, diffusa un manuel standardisant les sondages « Knowledge, Attitudes, and Practices », utilisés depuis les années 1950. L'objectif était de produire rapidement des statistiques sur les envies et pratiques contraceptives des femmes, en particulier au Bangladesh, au Pakistan et en Inde. Avec ce changement d'objet, et parce que les agences de développement se chargeaient de mettre leurs technologies à disposition des enquêtées, le regard des démographes et des sociologues allait moins porter sur les effets produits par les inégalités ou sur ce qui entrave l'accès à la prévention, que sur les choix des personnes, leurs « représentations », leurs « attitudes », l'idiosyncrasie de leurs réticences. « Les enquêtes n'étaient pas des instantanés, précise l'historienne Michelle Murphy ; elles étaient des incitations à modifier et à diriger les comportements et les sentiments qu'elles observaient[26]. » Ainsi, leur succès s'explique moins par la qualité médiocre de leurs données, sujette à des critiques féroces[27], que par le pouvoir qui leur est prêté de créer du désir pour l'intervention sur laquelle elles portent. Le marketing social promettait alors de changer les comportements grâce aux techniques de la publicité.

Déjà, dès ses deux études d'opinion sur le BCG, au début des années 1960, la Station pilote avait pensé approcher ce pouvoir d'influence : l'enquêtrice se félicitait d'avoir amené les parents interrogés à faire vacciner leurs enfants[28]. Mais il ne s'agissait que d'une incursion anecdotique dans l'univers des opinions. En France, aucun travail ne fait véritablement date sur la perception de la vaccination, tous vaccins confondus, jusqu'au rapport de la sociologue du CNRS Claudine Marenco, co-écrit avec Sélimir Govedarica. Le dernier quart de leur mémoire imprimé en 1980, longtemps connu seulement de bouche-à-oreille, expose les résultats d'une enquête par entretien mené auprès de mères de famille, de médecins et de responsables municipaux de banlieue parisienne et de la région brestoise. Les auteurs constatent que la vaccination « ne produit pas d'information[29] ». Les mères interrogées se plient aux injonctions sans comprendre, ou chercher à comprendre, l'intérêt de l'immunisation. Les municipalités ne manifestent pas davantage de curiosité alors que l'échelon local forme le premier maillon de la chaîne de production statistique. Enfin, soucieux de maintenir une position d'autorité, la plupart des médecins interviewés se déclarent satisfaits de la situation. « La dimension “médicale” des vaccinations est, en ce sens, littéralement gommée[30]. » Le rapport se termine sur le constat d'une adhésion inconditionnelle : « La vaccination n'est pas objet de connaissance, mais de foi. Plus qu'un acte médical (réduit à la signification de la “piqûre”) elle est une pratique sociale à laquelle on livre les enfants comme les générations précédentes, et comme le font les bons citoyens en règle avec la société et les bonnes mères qui aiment leurs enfants[31]. »

Pour préparer sa conférence sur « l'acceptabilité des vaccinations » qui se tint au château de Longchamp en février 1986, le CIE s'adjoignit les services de Claudine Marenco. L'Institut Mérieux, qui avait déjà commandé deux sondages d'opinion à l'IFOP sur la réception du vaccin contre la grippe par les personnes âgées, offrait de son côté une somme « non limitative » de 40 000 francs pour l'organisation de l'événement. Dans l'enquête réalisée pour l'occasion, reposant sur des entretiens semi-directifs menés en Île-de-France, Marenco confirmait l'image très positive de la vaccination. Elle remarquait toutefois que les mères interrogées étaient moins enclines que celles de son étude précédente à suivre l'avis de leur médecin. La moitié d'entre elles, en particulier celles issues des milieux favorisés, formulait une réserve sur les vaccinations recommandées. S'amorçait un effritement de l'autorité médicale, dont les praticiens, expliquait la sociologue, paraissaient ne pas avoir conscience. Ils se félicitaient au contraire d'attitudes favorables, voire d'une demande trop forte de vaccins, « excessive parfois[32] ». L'activité des opposants à la vaccination n'était pas jugée suffisamment significative pour justifier de s'y attarder. Marenco estimait par ailleurs que les médecines alternatives n'exerçaient qu'une influence marginale sur l'adhésion à la vaccination. Si ennemi il y avait, il était intérieur et silencieux, il se logeait dans l'affaissement du pouvoir des médecins.

Très présents dans les discussions de l'époque, l'association rougeole-rubéole et le ROR firent l'objet de deux présentations au colloque du CIE. La première abordait un sondage téléphonique effectué auprès de généralistes et de pédiatres, commandé par le ministère à un institut privé. La défiance des médecins diminuait à chaque vague de l'enquête, sous le coup des campagnes d'information[33]. Véronique Goulet, une employée du Laboratoire national de la santé, livra les résultats d'une autre enquête destinée à établir le taux de couverture vaccinale pour la rougeole, qui s'élevait à seulement 26 %. L'étude comportait un volet relatif aux connaissances, toujours très mauvaises, des parents – des lacunes attribuées par la chercheuse au manque d'implication des médecins traitants[34]. L'idée qu'une communication solide augmenterait l'acceptabilité, qu'en fait c'était le seul outil efficace aux mains des pouvoirs publics, était confirmée.

Les discussions sur la mesure de l'acceptabilité firent toucher du doigt l'absence de données fiables sur la couverture vaccinale. Le CIE recourait alors à un mode de calcul utilisé par l'OMS, qu'il entreprit de diffuser en France. Les « sondages par grappes » furent conçus pour des pays du Sud dépourvus de bureaucratie sanitaire. Ils permettaient de produire rapidement des données à partir de petites enquêtes dont la robustesse statistique était toutefois mise en doute. L'enquêteur devait aller de maison en maison dans le même quartier, jusqu'à atteindre le nombre désiré d'enfants. Le tirage au sort, qui inspire toute la méthodologie statistique pour constituer les échantillons, était ici contredit par le choix de la proximité géographique, commode sur le terrain. En 1981, le CIE estimait la couverture vaccinale en Ille-et-Vilaine, un département parmi d'autres choisi sans justification, à 91 % pour le BCG, 74 % pour les rappels de diphtérie-tétanos et de poliomyélite, et 14 % pour la rougeole[35]. Ses fonctions de centre national de référence l'obligeaient en théorie à produire des données nationales, mais l'institution, tournée vers les pays du Sud et les essais cliniques, ne disposait pas pour cela de l'infrastructure nécessaire – pas plus que le ministère de la Santé, d'ailleurs. Dans les années 1990, au moment de la création de nouvelles bureaucraties sanitaires, les grands chiffres sur la vaccination manquaient encore en France. Des taux étaient bricolés à partir des chiffres de vente des industriels ou d'enquêtes ponctuelles. On discutait, remarque Nicole Guérin, d'« une couverture dont on n'avait pas idée et dont chacun disait “je pense ça[36]” ».

L'OMS poussa à améliorer les mesures pour atteindre des objectifs plus ambitieux. Dans le cadre du Programme élargi des vaccinations lancé en 1974, portant sur six vaccinations pédiatriques, l'agence onusienne fixa des taux idéaux à atteindre. Dans les pays du Sud, la vaccination universelle se définit par un taux de 80 % d'enfants vaccinés contre chaque maladie – une convention discutable d'un point de vue épidémiologique, qui permit néanmoins de déclarer victoire au tournant des années 1990. Mais le bureau européen de l'OMS proposa à ses membres des taux idéaux plus précis et plus ambitieux. En 1984, une conférence organisée à Karlovy Vary, en Tchécoslovaquie, demanda aux pays européens de s'engager à vacciner 95 % des enfants de moins de 2 ans contre la rougeole d'ici 1990, ce qui était très loin des taux bas et approximatifs français. La France approuva ces objectifs, qui se transformèrent en étalon de l'action publique et s'imposèrent au CTV. De nouvelles exigences de précision statistique intervinrent donc dans les années 1980 mais ne se traduisirent par des améliorations dans les mesures qu'au cours de la décennie suivante. Les écarts apparus entre les couvertures vaccinales réelles et les taux idéaux, qui n'étaient pas discutés autrefois, étant donné l'absence conjointe de mesures précises et d'objectifs clairs, allaient rendre possible l'expression d'un problème politique de la vaccination. Et les mesures d'acceptabilité, de plus en plus courantes, allaient donner une traduction sociologique aux petites variations de couverture.

CHAPITRE VII

Le coût de la santé publique

Si, au cours des années 1980, une sociologue et des sondeurs français se virent sollicités par les spécialistes de la vaccination, c'est l'économie qui dominait alors le sujet, en particulier dans les agences onusiennes. Volontiers critiquées pour les lourdeurs de leur administration, celles-ci n'en restaient pas moins de puissantes éditrices de normes. Elles parvinrent ainsi à couvrir l'immunisation d'un nuage de chiffres, en dollars, en francs et autres devises occidentales : rapports coût-bénéfice, coût-efficacité, évaluation du coût de revient total des campagnes, projections tarifaires. Un tel phénomène résultait de la diffusion mondiale des vaccins de l'enfance et avec elle d'un besoin de financements externes. Les outils d'évaluation et de management étaient censés donner des gages de sérieux aux responsables politiques et aux bailleurs. Mais, collusion pleine d'ironie, cette mise en avant des facteurs économiques intervint au moment précis où la vaccination se transforma en marchandise hors de prix.

Le meilleur rapport à tous les coups

L'OMS systématisa l'analyse économique de la vaccination dès le tournant des années 1980, au moins une décennie avant la Banque mondiale et les grandes fondations privées, comme celle du couple Bill et Melinda Gates, généralement associées à l'essor d'approches néolibérales dans les mondes de la santé. L'évaluation devint le B.A. BA de l'équipe dirigeante du Programme élargi des vaccinations (PEV) lancé en 1974. Son deuxième directeur, l'épidémiologiste étatsunien Ralph Henderson, doublement diplômé de Harvard en médecine et en affaires publiques, y endossa, selon ses mots, le rôle d'un « manager examinant les coûts d'ensemble et les bénéfices dans la durée tirés de ses activités[1] ». États et experts qui désiraient rejoindre l'aventure du PEV étaient incités à produire leurs propres études coût-bénéfice, lesquelles consistent, de même que la variante coût-efficacité, en une comparaison simple de deux agrégats représentant des gains et des pertes en termes monétaires. Mais comment quantifier des retombées futures, en particulier lorsqu'elles ont trait à l'absence de maladie ? Souvent, les données n'étaient guère comparables, leur manque de robustesse ne faisait d'ailleurs aucun doute aux yeux de leurs promoteurs, mais elles donnèrent à la vaccination, ainsi déclarée meilleur investissement possible, une justification imparable.

L'origine du PEV se confond avec la campagne d'éradication de la variole. Son directeur, D.A. Henderson, défendait une initiative de plus grande ampleur. Certes, l'objectif était loin d'être atteint au tournant des années 1970 : quatre ans après le début de la campagne, le virus circulait toujours dans le sous-continent indien, au Moyen-Orient, dans plusieurs pays d'Afrique et au Brésil. Face aux échecs passés, nombre de personnalités doutaient de la possibilité même d'arrêter un microbe dans sa course. Mais des progrès décisifs donnèrent à la vaccination un certain élan. Les avancées devaient beaucoup à la doctrine dite de « *surveillance-containment* » dans laquelle on reconnaît la marque de fabrique des Centers for Disease Control. Leur éminence grise, Alexander D. Langmuir, plaçait la traque de chaque cas au fondement du travail épidémiologique. Basé sur une surveillance active de l'épidémie (*surveillance*), ce mode opératoire préconisait la vaccination systématique des personnes entrées en contact avec un malade de la variole (*containment*) – une stratégie « en anneau » qui n'impliquait donc pas de vaccination indiscriminée, jugée inadaptée[2].

Lors d'une conférence tenue à Washington en décembre 1970, à l'initiative de D. A. Henderson et de collègues de l'OMS, les participants déplorèrent le fait que les pathologies contre lesquelles on disposait de bonnes méthodes prophylactiques connaissaient toujours une prévalence stupéfiante dans l'hémisphère Sud. Un groupe de travail se forma pour tracer les grandes lignes d'une initiative dont la raison d'être serait la mise à disposition des vaccins pédiatriques à l'échelle mondiale[3]. Plusieurs années passèrent avant le vote, en mai 1974, d'une résolution par le parlement de l'OMS qui donna le coup d'envoi et délimita les contours du PEV. Six maladies, en plus de la variole déclarée éradiquée en 1979, étaient prises en compte : la diphtérie, la coqueluche, le tétanos, la rougeole, la poliomyélite et la tuberculose. Les vaccins étaient sûrs et efficaces, avançaient les fonctionnaires internationaux qui mirent de côté leurs réserves vis-à-vis du BCG, à ceci près que ces produits fragiles se dégradaient sous l'effet de la chaleur. C'est un vaccin sec, résistant aux changements de température, qui allait rendre possible l'élimination de la variole. La conservation des flacons à la bonne température représentait un énorme défi. Il allait falloir installer des réfrigérateurs partout et s'assurer que personne ne détourne leur usage. À côté de toute la paperasse qui permet à une bureaucratie de fonctionner, les archives du PEV contiennent aussi l'essentiel du savoir de l'époque sur les réfrigérateurs. Autre différence avec la campagne d'éradication de la variole, ce programme n'était pas supposé connaître de dénouement net. Les gouvernements devaient le reprendre en main une fois qu'ils seraient capables de faire face à tous les aspects du sujet.

Les premières années se limitèrent à des études prospectives. L'ambition et l'échelle étaient inédites : la campagne de vaccination contre la tuberculose d'après-guerre se bornait à l'Europe puis à quelques régions, dont l'Afrique du Nord, l'éradication de la variole était elle aussi concentrée sur le plan géographique. Des problèmes d'affinités entre D. A. Henderson et le premier directeur du PEV, l'Australien Frank Shofield, cruciaux au regard de l'importance du management dans l'ethos onusien, plombèrent également le lancement. Mais ces débuts poussifs s'expliquent surtout par le contexte idéologique : un grand programme vaccinal n'était plus en odeur de sainteté à l'OMS. L'agence était en train d'adopter la doctrine des « soins primaires », célébrée en grande pompe lors d'une conférence organisée à Alma Ata, la capitale de la République soviétique du Kazakhstan, en septembre 1978.

Alma Ata officialisa une rupture avec les investissements hospitaliers urbains, techniques, centrés sur les soins, qui s'adressaient en fin de compte à une élite, en faveur d'interventions de santé bon marché, ciblant des populations rurales. La déclaration issue de cette réunion prit en outre le contre-pied du style quasi-militaire des campagnes d'éradication, qualifiées de « verticales » car conçues et dirigées depuis Genève, focalisées sur un microbe à annihiler sans considération pour les infrastructures de santé, sourdes aux besoins exprimés par les individus, avec des agents qui évacuaient le terrain en ne laissant que des mauvais souvenirs et un constat d'échec. Les conséquences délétères sur la biodiversité de l'insecticide DDT, utilisé lors de la campagne contre le paludisme, étaient bien établies et vivement critiquées ; aux États-Unis et ailleurs, les militants de la cause environnementale dénonçaient aussi sa dangerosité pour la santé humaine[4]. Sous l'impulsion du nouveau directeur général, le Danois Halfdan Mahler, à la tête de l'OMS entre 1973 et 1988, l'institution mit en outre l'accent sur les problèmes sociaux. Éducation, chômage, logement, un ensemble de facteurs rassemblés sous l'expression de « pauvreté sociale » complétait l'arsenal de la « santé pour tous[5] ».

Quelle place tenait la vaccination dans cette nouvelle doctrine ? Mesure de prévention à destination des masses, elle en rejoignait évidemment les fondamentaux. Mais la proximité du PEV avec le programme d'éradication de la variole et la dimension inévitablement verticale de toute campagne de vaccination (un geste simple qui ne favorise pas le développement d'infrastructure pérenne) complexifiaient sa réception. Un précurseur de la doctrine des « soins primaires » résumait cet écueil en ces termes : « Les besoins fondamentaux ne peuvent être comblés par des équipes munies de pistolets pulvérisateurs ou de seringues remplies de vaccins[6]. » Dans un premier temps, l'équipe du PEV tenta laborieusement de minimiser sa parenté avec le programme d'éradication de la variole. Mais elle trouva une voie de sortie plus efficace en reformulant les termes du problème autour de la question du bas coût de la vaccination. Après tout, la déclaration d'Alma Ata s'en était aussi prise à l'essor d'une culture de la consommation, synonyme de gaspillage.

Cette approche était en outre au diapason des positions exprimées par les État occidentaux peu de temps après Alma Ata. En 1979, la fondation Rockefeller organisa elle aussi sa conférence dans sa magnifique villa de Bellagio, au bord du lac de Côme, en Italie. Tandis que l'impératif de « santé pour tous » reflétait les demandes d'équité des pays du Sud, majoritaires au parlement de l'OMS, Bellagio rappelait les intérêts des donateurs[7]. La Banque mondiale, les fondations Ford et Rockefeller, l'agence des États-Unis pour le développement international (USAID) et son équivalent canadien étaient à la manœuvre. En ressortit une vision comptable de la santé, qui appelait à chiffrer les opérations, insistait sur leur rapport coût-bénéfice et donnait à la vaccination un rôle de premier plan.

En 1978, après le recrutement de Ralph Henderson, l'équipe dirigeante du PEV commença à reporter son attention sur le coût des campagnes qu'elle s'apprêtait à mettre en place. Andrew Creese, un économiste de la santé de l'Université de Wales, fut contacté :

> Suite à nos discussions lors de votre récente visite à Genève, lui écrivit Ralph Henderson, j'aimerais vous proposer de signer

> un contrat […] qui couvrirait la rédaction d'un rapport dont le sujet pourrait être résumé par le titre « Le Programme élargi des vaccinations – Quels coûts et quels bénéfices ? ». Si l'analyse coût-efficacité bute sur d'immenses difficultés lorsqu'on l'applique à des programmes de santé dans les pays en développement, les services de vaccination ont des sorties financières plus identifiables et présentent une contribution importante à la vie des individus. Les évaluations coût-bénéfice des programmes de vaccination suggèrent des taux de retour élevés et, par-là, l'importance prioritaire du PEV dans le développement des services de santé. Nous nous sommes mis d'accord pour que votre rapport développe cette position, utilisant autant que possible des exemples précis[8].

Les directives d'Henderson rappellent que si tout expert répond à un problème déjà formulé, la réponse peut aussi lui être dictée. Il devient celui qui illustre techniquement une position préexistante. Dès les premières lignes, la version préliminaire du rapport confirme ainsi que « le rendement économique élevé des investissements dans la vaccination est de moins en moins discutable, en particulier lorsque les antigènes sont associés[9]. » Ses calculs montraient sans doute possible les avantages de cette intervention. L'universitaire élabora ensuite un protocole standardisé qu'il testa aux Philippines, en Thaïlande, en Indonésie, et plus tard au Brésil et en Colombie. Sur l'ensemble de la décennie, sa *guideline* fut suivie à la lettre dans dix-sept études. Alors que ces dernières devaient rendre comparable le déploiement du programme dans des contextes variables, aucune d'entre elles ne parvenait à chiffrer de la même façon les coûts et les bénéfices des différentes campagnes vaccinales[10]. En aucun cas découragée par la standardisation ardue de catégories éminemment plastiques, l'équipe du PEV lança un logiciel à la fin des années 1980, EPIcost (EPI est le sigle anglais de PEV), dont l'objectif était « de permettre aux managers du PEV de procéder à l'analyse rapide de leur programme sans exiger aucune connaissance approfondie en économie. [...] EPIcost calcule des taux coût-bénéfice pour chaque enfant correctement vacciné et pour chaque dose de vaccin administrée. Les coûts des principales tâches sont additionnés en chiffres bruts et en pourcentages, pour chaque niveau des services de santé[11]. » De son côté, Creese intégra l'OMS et contribua, en tant qu'économiste maison, au rapport fondateur de la Banque mondiale de 1993. Au long de ses trois cent cinquante pages, ce document défend le recours aux études coût-bénéfice pour déterminer le meilleur investissement dans le domaine de la santé[12].

Avant que le PEV ne s'en empare, le rapport coût-bénéfice formait le soubassement rhétorique des politiques d'éradication dans la seconde partie du XXe siècle, qu'elles aient recours à des vaccins ou non. Faire disparaître le paludisme au moyen des technologies les plus avancées d'après-guerre devait s'avérer plus rentable que n'importe quelle autre mesure. Fred Soper, un apologiste de l'éradication, recourait aux mêmes arguments pour la variole[13]. Mais ces affirmations ne reposaient sur aucune donnée fiable. Comme le fait remarquer l'historien Randall Packard, « ceux qui défendaient cette idée ne parvinrent jamais à apporter la preuve que le contrôle ou l'éradication du paludisme aurait un quelconque impact économique ou social en dehors de systèmes de travail clos, tels que les plantations, où des analyses minutieuses de coût et de bénéfice pouvaient être menées[14] ».

Comparables ou non, les études produites pour le PEV instauraient la rengaine d'une mesure inattaquable sur le plan comptable. Un responsable du programme m'a expliqué l'importance de ce motif dans les négociations avec les États et avec les bailleurs :

> Dans tous les pays la priorité d'allocation d'argent des gouvernements allait aux hôpitaux, pour traiter les maladies. Quand c'est du préventif, personne ne veut payer. [Le PEV] était payé par l'extérieur, mais toutes ces études devaient aussi convaincre les gouvernements. La vaccination, c'était dur à vendre aux pays. La prévention c'est comme une assurance : pourquoi je paye ? Si ce n'est pas obligatoire, les gens ne la prennent pas. Le PEV n'avait pas beaucoup d'argent au départ. [Les études coût-bénéfice devaient] amener des donateurs à investir dans le PEV. [...] Le coût-bénéfice était une manière de donner la priorité au PEV, de montrer que c'était un bon investissement qui allait provoquer une économie de coût, que l'absence de PEV créait des maladies qui allaient coûter à l'État.

L'accent mis sur les questions comptables fut renforcé dans les années 1980 par des initiatives telles qu'Universal Child Immunization, lancée à Bellagio en 1984 – impliquant l'OMS, l'UNICEF, la Banque mondiale et d'autres organisations internationales –, qui portaient moins sur le contenu du PEV que sur les moyens financiers d'accélérer sa mise en œuvre[15]. Se multiplièrent les estimations du coût des six immunisations : on passa des 3 dollars initiaux par enfant à 5 dollars en 1983, à un intervalle de 5 à 15 dollars la même année, et à une moyenne de 13 dollars en 1993. En dépit d'une inflation évidente, ces nombres continuaient, par leur capacité à appeler des comparaisons, à rendre, malgré tout, la vaccination attractive. Des sommes extraordinaires finirent par être rassemblées : « La conclusion est que les programmes nationaux de vaccinations ne sont pas bon marché (en termes absolus[16]) » relevait un rapport. « La notion que des choses chères peuvent être rentables, ajoute l'épidémiologiste français Daniel Lévy-Bruhl, efficientes et justifiées sur le plan de l'allocation des ressources est quelque chose qui s'est imposé d'abord au niveau international, parce que l'OMS cherchait à attirer d'importants financements externes[17]. » Cette histoire confirme que les organisations internationales furent des vecteurs pour la diffusion des méthodes d'évaluation et de management dans la seconde moitié du xxe siècle[18]. Elle étaye également les analyses de l'historien Theodore Porter, qui remarque, dans *Trust in Numbers*, que ce sont souvent des bureaucrates en position de faiblesse qui ont recours à de tels outils[19]. Parce qu'ils semblaient s'inscrire dans la continuité de programmes décriés, les responsables du PEV se servirent des calculs de coût pour justifier leurs activités au sein du système onusien, avant de contribuer à faire de l'évaluation économique un passage obligé de toute politique de lutte contre les maladies infectieuses.

L'ère des vaccins chers

En France, les études coût-bénéfice furent brièvement acclimatées dans des milieux administratifs avant de revenir par la scène internationale. Au cours d'un intermède, entre 1968 et le début des années 1970, elles devinrent l'outil emblématique d'une cellule du ministère des Finances baptisée « Rationalisation des choix budgétaires » qui ouvrit une antenne avenue Duquesne, au ministère de la Santé. Des calculs sur les vaccins contre la grippe et contre la tuberculose y furent menés, mais on ne trouve que très peu d'exemples de ces opérations après la fermeture de la cellule[20]. En fait, le coût de la vaccination ne fut guère discuté en France jusqu'au milieu des années 1980. Si l'on se place du point de vue du Centre international de l'enfance et de son tournant économique, on peut voir dans l'apparition de la variable coût un effet du PEV, de sa capacité à édicter des normes. La Station pilote exprima en effet très tôt la volonté de contribuer aux activités de l'OMS. Les médecins du CIE formèrent des vaccinateurs en Afrique francophone avec des financements attribués par Genève, puis conseillèrent les gouvernements algérien et ivoirien dans le même cadre. Soucieux d'être associés aux thèmes les plus novateurs du PEV, ils organisèrent trois conférences sur l'utilisation des études économiques à la fin des années 1980. Leur ton, optimiste, fut à peine contrarié par les critiques. Par exemple, une médecin turque s'étonna au cours de l'une de ces conférences de la quantité d'énergie allouée à des calculs ne servant rien d'autre, selon elle, que des visées bureaucratiques[21]. N'ayant aucune compétence en la matière, le CIE sentit le besoin de recruter un économiste, Miloud Kaddar, qui travailla sur le marché du vaccin en Afrique. En 1994, Nicole Guérin et Daniel Lévy-Bruhl achevèrent leur première étude coût-efficacité, sur le BCG en France[22].

L'accent mis sur le coût de la santé dépassait à l'évidence le PEV. Les années 1980 marquent un tournant libéral en économie et en politique, avec une financiarisation s'étendant à tous les aspects de l'existence[23]. Les laboratoires Pfizer organisèrent des formations annuelles sur la finance et le management à destination des cadres des pharmacies publiques d'Afrique francophone[24]. Le prix des médicaments augmentait, y compris celui des vaccins. L'ironie veut que le recours croissant aux calculs coût-bénéfice ait eu lieu au moment précis où le premier vaccin onéreux de l'histoire, celui contre l'hépatite B, fit dérailler la mécanique, dans la mesure où son prix ne permettait plus de justifier la vaccination sur le plan comptable. En France, l'Institut Pasteur Production commercialisa Hevac B en 1981, quelques mois avant son concurrent aux États-Unis. Le prix des trois injections nécessaires à une immunisation complète s'élevait à 240 francs (en francs de 1986) et à environ 90 dollars (en dollars de 1982), à comparer aux 5 à 15 dollars des six vaccinations du PEV qui tenaient compte du prix des vaccins, mais aussi du salaire des personnels et de la maintenance des infrastructures. Virologues et journalistes exprimèrent leur surprise devant des montants sans précédent. La vente dans les pays en développement était inenvisageable, alors que le vaccin y avait été expérimenté – c'est un essai réalisé au Sénégal qui ouvrit la voie à son utilisation dans l'Hexagone[25]. L'hépatite B est une infection virale qui se transmet par les fluides corporels. Elle peut évoluer sous la forme d'une cirrhose et dégénérer en cancer du foie. Au tournant des années 1980, le chiffre de 200 000 millions de porteurs du virus circulait. C'était la plus grande pandémie connue en cours, avec un virus très contaminant, surtout présent en Asie du Sud-Est et dans certaines régions d'Afrique. Cependant, son épidémiologie restait de l'ordre de la supposition en France. Le problème semblait surtout concerner le personnel médical qui signalait les dangers d'exposition à l'« hépatite de la seringue ». Avant qu'Hevac B n'obtienne une autorisation de mise sur le marché, les experts expliquaient qu'une vaccination universelle serait d'abord utile dans les pays pauvres et tropicaux. D'ailleurs, seule la fonction hospitalière fut visée par les premières recommandations hexagonales.

L'industrie justifiait de tels prix, qui déterminèrent le choix de plusieurs instances de cibler des « groupes à risque » – personnel médical en France, mais aussi homosexuels et usagers de drogue outre-Atlantique – par des coûts de production liés à l'utilisation du sang de personnes hépatiques. Les considérations marketing n'étaient pas non plus absentes, en particulier de la part de Merck, le producteur nord-américain, qui espérait que les individus concernés par les injections auraient une bonne couverture santé, voire qu'ils pourraient les payer de leur poche[26]. Merck avait la ferme intention de renouer avec le profit dans un domaine que l'industrie de son pays avait déserté en raison de gains jugés trop faibles, de la menace de procès en réparation et d'un prétendu déluge de règles et de contraintes dans la conduite des essais. Le nombre de producteurs étatsuniens de vaccin tomba ainsi de 37 en 1967 à 18 en 1979, dont seulement 8 restèrent présents sur le marché national. Ce phénomène atteignait, pour citer le rapport qui avait établi ces chiffres, « un niveau inquiétant[27] ». Cependant, les espoirs de profits placés dans le vaccin plasmatique ne se concrétisèrent pas. Alors que la nature virale du sida devenait de plus en plus évidente, la diffusion d'un produit élaboré à partir de fluides humains éveilla de nombreuses craintes. En 1983, *Libération* relaya la rumeur, qui circulait aussi aux États-Unis, selon laquelle le vaccin présentait des risques de contamination au VIH. Le quotidien fit amende honorable et reconnut des erreurs factuelles. L'affaire se dégonfla d'autant plus facilement que plusieurs firmes planchaient déjà sur des vaccins de deuxième génération, dits recombinants, issus du génie génétique et donc synthétiques. Mis sur le marché entre 1986 et 1989, ces derniers restèrent à des niveaux de prix élevés, notamment parce que leur conception avait impliqué des intermédiaires décidés à monnayer leurs brevets. Alors qu'en 1983 on recensait seulement deux brevets pour 27 vaccins utilisés aux États-Unis, le Engerix B commercialisé par Smithkline en impliquait à lui seul 14[28]. Avec le Recombivax de Merck et le GenHevac-B de l'Institut Pasteur, les trois premiers vaccins recombinants contre l'hépatite B firent entrer dans l'ère de la propriété intellectuelle une intervention associée jusque-là au principe du libre transfert des technologies. Souvenons-nous de la fière déclaration de Jonas Salk, en 1955, sur son vaccin contre la poliomyélite : « Il n'y a pas de brevet. Peut-on breveter le soleil ? » Ces transformations accompagnèrent la chute drastique du nombre de laboratoires publics. Ainsi, les Laboratoires Connaught, créés à Toronto en 1913, qui avaient été acquis par une entreprise publique canadienne en 1972, tombèrent aux mains de l'Institut Mérieux en 1989, lequel avait déjà acheté l'Institut Pasteur Production en 1985, une série d'absorptions qui donna naissance au groupe Pasteur Mérieux Connaught.

« Le problème essentiel est un problème économique », concluait le virologue Jean-Marie Huraux en octobre 1986, lors de la troisième séance du Comité technique des vaccinations, quand l'extension des recommandations sur le vaccin contre l'hépatite B fut mise à l'ordre du jour. Non seulement le vaccin plasmatique était qualifié de « rare et cher », avec une « source [qui] paraissait en voie de tarissement », mais se posait également la question du dépistage coûteux des femmes enceintes, susceptibles de transmettre le virus à l'enfant, et du personnel médical. Pour étayer son avis, le scientifique recourut à des études coût-bénéfice, dont l'une, parue dans le *New England Journal of Medicine*, annonçait qu'« avec une incidence annuelle d'infections (infection et non hépatite) inférieure à 1 ou 2 %, la vaccination comme le dépistage ont financièrement un rapport coût-bénéfice défavorable ». Selon le rapporteur, la France se situait « en moyenne aux alentours de ce seuil pour l'ensemble de la population hospitalière ». Tout en reconnaissant le caractère incontournable des enjeux financiers, le virologue critiqua les choix méthodologiques de cette étude qui contredisait son souhait d'étendre la vaccination. Il mentionna une surestimation des accidents postvaccinaux et une sous-estimation des coûts associés au traitement des cancers du foie. « Les études "coût-bénéfice" sont très sensibles au changement de variables[29] », c'est-à-dire à la façon dont les rubriques et de coût et de bénéfice sont construites, notait-il à juste titre. Cette malléabilité n'empêcha pas le CTV de réclamer plus d'études de ce genre, en particulier sur la vaccination des nourrissons, puis sur d'autres vaccins.

Les industriels comprirent l'intérêt de maîtriser la logique d'un outil qui n'apportait plus la clarté attendue par les autorités. Les firmes parvinrent à maintenir le rapport coût-bénéfice favorable d'un vaccin en lui donnant le bon prix au plus haut niveau, comme me l'a expliqué un responsable du PEV, avec l'exemple plus tardif du vaccin contre le papillomavirus, introduit en 2006 et recommandé en France l'année suivante :

> Regardez ce qui se passe pour le HPV. Les deux producteurs de vaccin sont allés voir ce que coûtait le cancer du col de l'utérus aux compagnies d'assurances et aux gouvernements. Et ils ont vu que ça coûtait des milliards. Ils ont fait leurs petits calculs, ils ont dit même en vendant nos vaccins à 300 dollars, ils économisent des fortunes. Donc on va leur vendre à 300 dollars, une fortune. Les sociétés d'assurance américaine ont payé, parce qu'ils ont regardé le coût-efficacité.

Nicole Guérin fait remonter au début des années 1990 le recours aux rapports coût-bénéfice/efficacité dans les négociations tarifaires, c'est-à-dire autour de la commercialisation du vaccin contre l'Haemophilus influenzae de type B, une méningite de l'enfant :

> Pour Haemophilus, c'est quand même vieux, mais les gens qui fixent le prix se sont fait rouler dans la farine par les producteurs, c'est très différent quand on dit je vous garantis que

> 300 000 enfants vont être vaccinés chaque année avec trois doses, les producteurs vont proposer un prix bien plus élevé que si on leur dit on vaccine tout le monde et donc on exige que votre prix soit inférieur. […] Diphtérie, tétanos, polio et même rougeole avaient été introduits avec des prix qui n'étaient pas exorbitants. Quand est arrivé Haemophilus, conjugué de surcroît, la négociation a été dure[30].

Son collègue au CIE puis au CTV, Daniel Lévy-Bruhl, insiste de son côté sur les ambiguïtés liées à l'utilisation de ces études dans la prise de décision :

> Les Anglais décident d'introduire un vaccin dans le calendrier vaccinal sur la base de calculs coût-efficacité. Si c'est coût-efficace on le fait. [Au CTV] on fait attention à ne pas donner un avis qui donne à penser que c'est parce qu'un vaccin n'est pas coût-efficace qu'on ne le recommande pas. Dans la mesure où il n'y a pas de seuil de coût-efficacité des interventions publiques en France, ce serait difficilement défendable. C'est la contradiction dans laquelle nous sommes : le ministère demande des analyses coût-efficacité […] mais ne nous dit pas ce qui doit être considéré coût-efficace ou pas. Nous contournons cette difficulté en disant par exemple « selon les seuils communément admis, cette vaccination est ou n'est pas coût-efficace ». Cette question est d'autant plus délicate qu'au moment de la recommandation pour un nouveau vaccin, intégrant cette dimension médico-économique, il n'y a pas encore eu la négociation de prix, et rien ne prouve que cette négociation n'aurait pas conduit à un prix rendant coût-efficace la vaccination. Ce qui nous a conduits à étudier toute une gamme

de prix, pour permettre de montrer quel prix rendrait la vaccination coût-efficace[31].

Les phénomènes croisés d'internationalisation de l'immunisation, de sa transformation en marchandise onéreuse et de la diffusion des calculs de coût n'échappèrent pas à la critique des militants de la Ligue nationale pour la liberté des vaccinations. Devant, d'une part, l'absence de nouvelles lois d'obligation en France et, d'autre part, une meilleure prise en charge des accidentés, ceux-ci furent contraints de renouveler leur argumentaire. À la fin des années 1980, le PEV devint une cible à « l'envergure colossale[32] », très présente dans son périodique *Santé, liberté et vaccinations*. Une ligne d'attaque consistait à faire de l'initiative un projet néocolonial au moyen duquel l'Occident imposerait ses technologies au tiers-monde. Simone Delarue avertit : « Verser à une œuvre caritative favorisant la vaccination des enfants n'est pas un acte innocent, même si la carte postale est jolie[33]. » Un professeur de l'université Jawaharlal Nehru à New Delhi, Debabar Banerji, se chargea ainsi de rattacher le PEV aux « expériences désastreuses des grands programmes verticaux [...] visant à rendre nuls les acquis d'Alma Ata et à provoquer une régression[34] ». Selon lui, les organisations internationales plaçaient « une fois de plus les populations sous la dépendance des pays occidentaux pour ce qui est des dons, des vaccins et de l'équipement[35]. » Dans le prolongement de son analyse, l'idée que le programme avait créé un marché mondial assurant d'énormes profits à l'industrie vaccinale française était posée par d'autres auteurs.

Significativement, un deuxième ensemble de critiques avait trait aux méthodes de calcul. Banerji interrogea leur fragilité :

« On ne connait même pas le taux d'incidence de ces maladies. Comment alors sera-t-il possible de déterminer le rapport prix-efficacité du programme[36] ? » En 1991, un dossier entièrement consacré au PEV ironisa sur d'apparentes contradictions : « Comment un tel programme, qui coûte plus de 250 millions de dollars US, peut-il être déclaré le programme le plus efficace et le moins onéreux qui ait jamais existé de mémoire d'homme[37] ? » ; « "Le coût total de la vaccination, qui s'élève à environ 1 milliard de dollars par an, n'a rien d'exorbitant", affirme J.P. Grant, directeur général de l'UNICEF[38]. »

Censées apporter une légitimité à leur objet, rapidement utilisées par l'industrie à son avantage, les études de coût finirent par braquer l'attention sur l'augmentation brute du prix des vaccins. L'argument des profits réalisés sur le dos de l'État et des citoyens, rare jusqu'aux années 1990, put ainsi s'imposer et balayer les subtilités des calculs coût-bénéfice. Dans l'esprit de ses contempteurs, la vaccination allait désormais être associée à un ordre économique contesté, ce que les mastodontes de la « santé globale » ne firent rien pour contredire. C'est au forum économique mondial de Davos, la grand-messe de la finance et du capitalisme, que la Fondation Bill et Melinda Gates annonça en 2000 le lancement d'un nouveau programme public-privé, Global Alliance for Vaccines and Immunization, dit GAVI. Celui-ci attribue des bourses aux pays en développement éligibles pour l'achat de vaccins de nouvelle génération, mais sans remettre en question leur prix à la vente, et sans non plus essayer de faire évoluer le modèle propriétaire mis en place dans les années 1980 – au contraire, Bill Gates a défendu à plusieurs reprises le principe des brevets dans le domaine pharmaceutique[39]. Or, comme l'ont expliqué des médecins indiens, puis l'association Médecins sans frontières, « les financements arrivent à leur terme après quelques années, et les pays sont appâtés dans un piège à dette[40] », contraints d'acheter des vaccins chers pour ne pas interrompre leurs campagnes.

CHAPITRE VIII

Une crise inconcevable

La campagne contre l'hépatite B, lancée en fanfare par le gouvernement en 1994, fit entrer la vaccination dans une nouvelle ère, mettant fin aux eaux calmes des cinquante dernières années. Pour la première fois dans l'histoire contemporaine française, des suspicions d'effets indésirables graves soulevèrent une grande controverse. L'État et les médecins paraissaient désemparés devant les accusations qui portaient sur les vaccins contre l'hépatite B, en particulier celles ayant trait aux maladies démyélinisantes – terme derrière lequel sont rassemblées des pathologies qui, comme la sclérose en plaques, affectent la gaine de myéline protectrice des fibres nerveuses. Les spécialistes s'affrontaient. Des neurologues conseillaient à leurs patients d'éviter cette vaccination, quand plusieurs épidémiologistes s'alarmaient devant une « crise de confiance » et brocardaient une « réaction collective irrationnelle »[1]. Les archives de l'administration centrale tendent pourtant à confirmer que la menace virale fut d'abord enflée par les autorités et l'industrie pour assurer le succès de la campagne. Les médecins aux commandes des politiques vaccinales ne parvinrent pas ensuite à comprendre et à gouverner la crise, ce qui leur fit perdre le soutien de leur hiérarchie au ministère.

Entre exagération et ignorance, vers la vaccination en masse contre l'hépatite B

Jusqu'au début des années 1990, les autorités confirmèrent la stratégie de « groupes à risque » pour la vaccination contre l'hépatite B. Elles se contentèrent donc d'élargir son périmètre aux étudiants en médecine et aux nouveau-nés dont la mère était porteuse du virus. La loi de 1991 conforta cette approche en rendant le vaccin obligatoire uniquement pour les personnes en poste dans un établissement médical, y compris celles qui occupaient des fonctions administratives. Cependant, un tournant s'opéra l'année suivante, lorsque les prédictions alarmistes se multiplièrent, dont celles du président du Comité technique des vaccinations, Pierre Bégué, qui déclara : « L'hépatite B devient plus fréquente chez les adolescents et les adultes jeunes. La voie sexuelle et la toxicomanie jouent un rôle important. » Aucun chiffre ne venait à l'appui de cet énoncé qui reliait adolescence, sexe et toxicomanie. Bégué persévéra dans l'emphase : « pour la France, il existerait un risque d'évolution vers une endémicité moyenne commune dans le bassin méditerranéen d'ici dix à vingt ans. [...] Ce n'est pas actuellement un fléau, mais une menace dans vingt ans »[2]. À l'automne 1992, le Comité technique des vaccinations affirma la « nécessité que la vaccination anti-hépatite B atteigne les adolescents ». « Une campagne est à prévoir », tonnait le comité, malgré l'absence de données fiables sur la circulation du virus en France, de nouveau relevée par ses membres, qui se consolèrent avec des statistiques sur les militaires censées démontrer l'intérêt de la vaccination[3]. En mars 1993, l'instance réitéra l'objectif de vacciner les adolescents, se prononça en faveur d'une campagne grand public et aborda la question de la vaccination universelle des nourrissons.

Comment expliquer un tel revirement, le choix d'agir au niveau de la population après s'être concentré sur des groupes d'individus, alors que les données épidémiologiques manquaient et que des études coût-bénéfice étaient défavorables à la première option en raison du prix élevé des injections ? L'affaire du sang contaminé battait son plein. « *Le* scandale médical entre tous[4] » fut meurtrier pour la communauté d'environ 5 000 hémophiles français, qui compta près de 1 000 décès dus au sida après la prescription de produits sanguins contaminés. Au début des années 1990, des articles de presse mirent en lumière que la distribution de ces produits dangereux s'était apparemment poursuivie de façon consciente pour des motifs financiers[5]. Le rôle de l'État et de responsables administratifs et politiques de premier plan allait être mis en cause dans la gestion du système transfusionnel public en France. Se référant à ce scandale, les experts du vaccin expliquaient vouloir anticiper les critiques d'une faillite de la protection des citoyens. La notion de « sécurité sanitaire », dont s'emparèrent un groupe de hauts fonctionnaires ambitieux décidés à réinventer la santé publique, fut d'ailleurs forgée en 1992, à l'occasion du débat parlementaire sur la réforme de la transfusion sanguine[6].

Plus prosaïquement, le CTV se contenta d'adhérer à l'évolution du consensus international. En 1987, l'OMS commença à mettre en cause l'efficacité de la stratégie ciblée adoptée en Europe et aux États-Unis, car « les modèles de l'infection au virus de l'hépatite B n'avaient pas changé significativement[7] ». Des épidémiologistes étatsuniens notaient que les autorités échouaient à atteindre plusieurs groupes à risque, en particulier les homosexuels, une catégorie qui ne formait pas un groupe identifiable sur le plan administratif. Si l'infection semblait décliner en Occident, elle restait dynamique dans certaines poches de la population. Pour l'OMS, les pays à faible endémicité ne parviendraient à contrôler le virus qu'au moyen d'une vaccination tous azimuts des nouveau-nés, des adolescents, ou des deux, ce qui devint sa position officielle en 1992. Le rapport produit par la Banque mondiale l'année suivante préconisait lui aussi l'intégration de ce vaccin au Programme élargi des vaccinations, une façon de soutenir l'immunisation universelle.

Après que le gouvernement lança, au printemps 1994, une grande campagne nationale de vaccination contre l'hépatite B à destination des adolescents, des adultes à risque et des nouveau-nés, des observateurs commencèrent à s'étonner de la participation de l'industrie à une communication sans nuance qui allait durer deux ans. Les laboratoires SmithKline-Beecham et Pasteur-Mérieux-MSD éditèrent des brochures mises à disposition des cabinets médicaux, le premier tourna une vidéo pour les collèges, le second lança une opération « Foot et santé : l'hépatite B, hors-jeu » auprès des joueurs licenciés ; Fun radio fut enrôlée pour une tournée des grandes villes élaborée par le Comité français pour l'adolescence, une structure qui promouvait la vaccination des enfants contre le virus ; les pouvoirs publics dépensèrent 15 millions de francs en spots publicitaires[8]. Autant d'initiatives marquées par une amplification grossière de la menace virale. Ces exagérations rejoignaient celles du ministre de la Santé, Philippe Douste-Blazy, qui évoqua 100 000 contaminations et 40 000 nouveaux cas symptomatiques par an, quand le Réseau national de santé publique (RNSP) annonçait un maximum de 24 000 cas symptomatiques et certains experts 10 000. Des communicants et même un hépatologue reconnu alléguèrent à tort que l'hépatite B pouvait être transmise par un baiser – les biologistes retrouvent certes du virus dans la salive, mais celle-ci n'intervient pas, ou exceptionnellement, dans la contamination, en général sexuelle ou *via* une seringue. Jacques Drucker, le directeur du RNSP, lui-même impliqué dans l'élaboration du vaccin plasmatique de première génération, reconnut des erreurs : « la promotion de cette vaccination pouvait paraître excessive ; elle évoquait parfois une véritable campagne publicitaire et débordait largement les cibles recommandées[9] ». Il n'en demeure pas moins que le premier acte de cette politique fut couronné de succès : à la fin de l'année 1994, 240 000 élèves avaient été immunisés, permettant d'aboutir à des taux de couverture exceptionnels pour une campagne de ce genre, estimés entre 75 et 80 % chez les adolescents. Selon les données de l'État, environ 83 millions de doses furent vendues en France entre 1984 et fin 1999, correspondant, en fonction du nombre d'injections requises (entre 3 et 4), à un intervalle de 20,7 à 27,5 millions de personnes immunisées, soit 34 à 45 % de la population[10]. La rapidité avec laquelle ces vaccins furent diffusés était sans commune mesure.

Un comité dépassé par les événements

Mais bientôt, des ombres s'ajoutèrent au tableau. Des adolescents se plaignirent de nausées et de fatigues, liées à un probable surdosage du vaccin. Dès le mois de mai 1994, en réaction à des notifications d'effets indésirables d'ordre neurologique, le service régional de pharmacovigilance de Strasbourg lança une enquête tenant compte des quatre vaccins utilisés en France depuis 1981, dont un seul plasmatique, Hevac B, retiré du marché en 1993. Selon les premiers chiffres, ce dernier était suspecté d'être à l'origine de 58 effets indésirables neurologiques entre 1981 et août 1994, quand 59 notifications du même ordre concernaient Engerix B et 124 Genhevac B entre 1989 et l'été 1994[11]. De son côté, le service de neurologie de l'hôpital parisien de la Pitié-Salpêtrière identifia chez ses patients plusieurs atteintes démyélinisantes survenues quelques semaines après une vaccination contre l'hépatite B, une information signalée à l'Agence du médicament[12]. Le système de pharmacovigilance, dont la défaillance était régulièrement pointée du doigt, parvint tout de même à établir une statistique : entre 1989 et 1994, 32 % des notifications des effets indésirables associés à une vaccination relevaient d'une injection contre l'hépatite B[13].

Les membres du CTV prirent connaissance des données de pharmacovigilance sur la vaccination contre l'hépatite B alors qu'ils cherchaient déjà à répondre aux affirmations d'une équipe du Royal Free Hospital à Londres, publiées en avril 1995 dans le *Lancet*, la célèbre revue médicale britannique, sur des liens présumés entre le vaccin combiné rougeole-oreillons-rubéole (ROR) et la maladie de Crohn[14]. L'un des auteurs de l'article en question, Andrew Wakefield, alla plus loin trois ans plus tard en prétendant démontrer l'existence d'un lien entre ce vaccin et l'autisme, ce qui lui valut la rétractation de son texte et une sulfureuse réputation internationale[15]. Au Royaume-Uni, les effets indésirables imputés au ROR connaissaient une fréquence supérieure aux pays voisins. Mais les déclarations de médecins sur la dangerosité des vaccins ne se limitaient ni à l'Europe, ni au ROR. Le syndrome de la guerre du Golfe qui s'abattait sur les vétérans étatsuniens, caractérisé par des douleurs musculaires et une fatigue persistante, commençait à être rapproché des très nombreuses injections reçues avant l'arrivée sur le théâtre des opérations[16].

L'argumentaire en réaction à l'article du *Lancet* rédigé par Jacques Drucker du Réseau national de santé publique, adressé au directeur général de la Santé, concluait à l'absence de relation causale et à « des sources de biais à tous les niveaux de l'étude[17] ». Mais l'affaire ne fut pas sans conséquence pour les spécialistes français, qui analysèrent les débuts de la controverse sur l'hépatite B comme une réplique des accusations portées contre le ROR, n'y voyant qu'un mélange d'approximations scientifiques et de militantisme antivaccinal. Dans une lettre au président de l'ordre des médecins qui l'avait informé du « comportement et des actions » d'un confrère opposé à la vaccination contre l'hépatite B, Pierre Bégué rapprocha un tract attaquant ce vaccin du « type d'action que nous connaissons également pour les vaccins de la Rougeole et de la Rubéole, qui gêne énorment [*sic*] les campagnes vaccinales[18] » – une phrase qui lui valut ce commentaire sarcastique, noté dans la marge du document par le haut fonctionnaire à qui avait été transmise cette correspondance : « il ne faut pas exagérer ! ».

L'inquiétude du public prit de l'ampleur au cours de l'hiver 1995-1996. Le courrier adressé au ministère introduisait des comparaisons avec l'affaire du sang contaminé. Le directeur général de la Santé s'alarma de « rumeurs sur les risques ou effets dus au vaccin contre l'hépatite B. Tout ça est très impalpable, mais mérite quand même d'être disséqué, argumenté. Une prise de position explicite du CTV est nécessaire. D'ailleurs je me rappelle avoir défini, lors d'une réunion déjà ancienne trois ou quatre questions sur la vaccination hep. B à poser au CTV. Où en sommes-nous ? » Il craignait que « Les “Ligues” antivaccinales[19] » ne se préparent à monter au front. Le ministère s'aperçut alors du pouvoir considérable qu'il avait donné aux experts, pouvoir qui, selon un responsable, « ne devrait pas être de son ressort [celui du CTV]. […] Compte tenu de l'importance des enjeux de santé publique et économiques de la politique vaccinale, notamment la publication du calendrier vaccinal devrait être de la responsabilité du ministère chargé de la santé qui en assume la mise en œuvre et les conséquences[20] ».

Le CTV renâclait à considérer les craintes des citoyens qu'il estimait infondées et ne reposant sur aucune donnée fiable – un argument qui aurait pu lui être retourné. Si les taux de prévalence de l'hépatite B se faisaient effectivement attendre, l'enquête de pharmacovigilance menée à Strasbourg à partir de mai 1994 avait apporté des chiffres sur les effets indésirables d'ordre neurologique susceptibles d'attirer l'attention. Le CTV campait sur sa position. Pierre Bégué soulignait que l'hypothèse de l'étiologie vaccinale des scléroses en plaques n'avait émergé nulle part ailleurs : « Aucune preuve de l'imputabilité n'a été faite et la campagne nationale de vaccinations contre l'hépatite B a été réalisée conformément aux orientations recommandées par l'OMS. » Une membre experte ajouta que seule une enquête cas-témoin pouvait apporter des « résultats valides » sur l'association entre sclérose en plaques et vaccin. L'instance consentit tout de même à rédiger « un argumentaire pour contrer les campagnes antivaccination »[21].

À l'automne 1996, le directeur général de la Santé supplia de nouveau : « Il est absolument indispensable que le Comité technique des vaccinations monte au créneau[22]. » La veille de la parution dans *Le Monde* d'un article titré « Controverse sur l'innocuité du vaccin contre l'hépatite B », Pierre Bégué finit par convoquer une réunion exceptionnelle, qu'il annonça avec des considérations sur la situation… au Maghreb :

> Je suis quotidiennement contacté à ce sujet et tout récemment je viens d'avoir un appel de pédiatres marocains qui sont très inquiets également par la rumeur portant sur la sclérose en plaques et la vaccination de l'hépatite B. Ils s'interrogent sur le bien-fondé de continuer la vaccination. J'ai rassuré mes collègues à ce sujet en leur disant quel intérêt vous [le directeur général de la Santé] portez au problème. Cependant il est bon que notre gouvernement soit conscient que tout ce qui se passe en santé publique au niveau de la vaccination française a un retentissement très rapide sur les pays maghrébins très proches de nous comme le Maroc et la Tunisie[23].

Les préoccupations sont décalées mais elles sont riches de sens, en ceci qu'elles rappellent les liens noués par ces médecins avec l'Afrique francophone et l'intérêt incontestable du vaccin dans les pays en développement, où le virus de l'hépatite B circulait davantage qu'en Europe de l'Ouest. Le refus de prendre la crise à bras-le-corps coûta à Pierre Bégué son siège et conduisit au renouvellement quasi-complet du CTV en 1997, ce qui n'affecta ni la position du Comité – le calendrier publié en janvier 1998 reconduisait le schéma de 1995 ciblant les nourrissons et les adolescents – ni n'apaisa les craintes du public.

Au contraire, l'arrivée d'autres acteurs fit gonfler la controverse. Une association de victimes, le Réseau vaccin hépatite B (REVHAB), présidée par un médecin, Philippe Jakubowicz, fut fondée en février 1997. Les victimes présumées tenaient à se distinguer d'oppositions radicales à l'orthodoxie scientifique : « On n'est pas là pour régler des comptes avec Pasteur[24]. » Un positionnement qui assura au REVHAB une forme de légitimité. Ses revendications furent exposées dans la presse nationale, en particulier dans *Le Parisien* et dans *VSD* sous la plume d'Éric Giacometti. Ses données furent également examinées par l'Agence du médicament à partir de janvier 1998 – collaboration inédite dans l'histoire française de la vaccination entre une association et une institution publique. Du côté de l'INSERM, les résultats d'une nouvelle étude cas-témoin n'écartaient pas « le fait qu'il y ait un risque faible ou un risque dans certaines sous-populations[25] ». Les données de prévalence de l'hépatite B demeuraient quant à elles parcellaires. Le RNSP indiquait désormais un nombre de 3 000 nouveaux cas par an.

Avec un éditorial remarqué, dans son *Relevé épidémiologique hebdomadaire*, l'OMS intervint à son tour :

> Au cours de l'année écoulée, la presse populaire et la télévision françaises ont propagé des rumeurs faisant état d'un lien possible entre la vaccination contre l'hépatite B et de nouveaux cas ou des poussées de sclérose en plaques ou d'autres maladies démyélinisantes. À la suite de ces rumeurs, on a enregistré un recul considérable de la vaccination contre l'hépatite B en France et cette désinformation pourrait se répandre dans d'autres pays. Bien qu'il n'existe aucune donnée scientifique à l'appui de la thèse selon laquelle la vaccination contre l'hépatite B serait à l'origine de nouveaux cas ou de poussées de sclérose en plaques, et étant donné que la vaccination universelle des enfants et des adolescents contre l'hépatite B est maintenant pratiquée dans quatre-vingt-cinq pays, il est probable que ces rumeurs vont causer un tort considérable à de grands programmes de santé publique[26].

Le magazine de bien-être *Alternative Santé. L'impatient* ne se fit pas prier pour engager une contre-attaque. « Comme les pouvoirs publics français, l'OMS se contente de faire la politique des marchands de vaccins[27] », déclarait un journaliste. Ce mensuel relayait depuis 1996 les témoignages de malades persuadés, souvent contre l'avis des spécialistes qu'ils consultaient, de l'origine vaccinale de leur sclérose en plaques ou d'autres troubles graves intervenus après une injection. La condamnation de l'OMS n'était qu'une des nombreuses dénonciations de la dérive mercantile de cette campagne, qui représentait, selon *L'Impatient,* « un joli pactole pour les laboratoires [...]. Chaque dose vaut 70 F en pharmacie, 30 F pour les collectivités[28] » ; « 1 milliard 721 millions.

C'est le prix faramineux que la collectivité a dépensé pour le vaccin contre l'hépatite B. Pour le plus grand profit des laboratoires[29] [...] ». Le tirage du mensuel ne dépassait certes pas la dizaine de milliers d'exemplaires, mais l'argument du « pouvoir de l'argent[30] », d'une logique capitaliste qui se serait substituée à celle de l'intérêt du patient, présent dans de nombreuses sources, dont l'enquête haletante du journaliste Éric Giacometti *La Santé publique en otage*[31], montre que cette controverse dépasse le seul problème de l'innocuité d'un produit pharmaceutique. Elle apparaît comme l'une des premières crises de l'économicisation et de la marchandisation de la médecine moderne.

Le politique donna un coup d'arrêt à la gestion poussive d'experts englués dans leurs données fragiles. Acculé par les articles du *Parisien*, Bernard Kouchner, secrétaire d'État à la Santé depuis 1997, lança des consultations au cours de l'été 1998 à l'issue desquelles il suspendit la campagne dans les établissements scolaires, sans remettre en cause la vaccination des nouveau-nés, ni l'obligation vaccinale qui portait sur le personnel de santé. Il en fit l'annonce le 1er octobre 1998, suscitant l'incompréhension et la colère des membres du CTV, avertis le jour même et ébranlés par cette décision. À trop interroger la véracité du lien causal entre affections neurologiques et vaccination selon les normes statistiques de l'épidémiologie, alors qu'il s'accommodait par ailleurs de données partielles, voire parfaitement inutilisables, sur la prévalence de l'infection à l'hépatite B, le CTV entretint un double standard abondamment commenté, aux effets dévastateurs sur le plan politique. En outre, la focalisation sur les critères de preuve en épidémiologie empêchait de tenir compte d'une hypothèse présentée devant ses membres et reprise ailleurs : la possibilité que cette vaccination favorise l'apparition de scléroses en plaques dans une partie de la population ayant des prédispositions. Le faible nombre d'individus et leur éparpillement empêchaient d'atteindre une significativité statistique.

Quand l'État se contredit : le problème de l'indemnisation des victimes

La Commission de règlement à l'amiable des accidents vaccinaux (CRAAV), qui avait jusque-ici mené une existence tranquille, fut, elle aussi, mise à l'épreuve par la vaccination contre l'hépatite B. Présidée par un membre du Conseil d'État, composée de trois médecins experts désignés par le ministre – dont d'anciens membres du CTV – et d'employés de l'administration centrale, elle avait l'habitude de se réunir à peine une fois par an, pour instruire un nombre réduit de demandes rentrant dans le cadre de l'obligation légale.

L'un des six dossiers instruits en 1993 concernait le vaccin contre l'hépatite B. Il s'agissait d'un infirmier psychiatrique ayant reçu quatre injections.

> Dans les huit jours suivant le rappel, il a présenté une asthénie, des douleurs allant croissant au niveau des membres inférieurs, des nausées, vertiges, sensation de jambes lourdes, crampes, paresthésie, avec apparition d'une impotence fonctionnelle. Le diagnostic de polyradiculonévrite a été porté. Parallèlement à

> l'atteinte des membres inférieurs, est signalée une atteinte des paires crâniens avec disparition du goût, de l'odorat et une baisse de l'acuité auditive, ainsi que des troubles végétatifs majeurs avec sueurs très importants.

Le médecin désigné pour rédiger l'expertise confirma le diagnostic de polyradiculonévrite et conclut à l'existence d'un « lien de causalité certain » entre la vaccination anti-hépatite et cette maladie rattachée à la famille des maladies démyélinisantes. La CRAAV abonda.

Après deux dossiers examinés en 1995 et 1996, le nombre de cas liés à cette vaccination explosa en 1998 : cinq dossiers sur sept s'y rapportaient en mars 1998, puis trois sur huit en décembre 1998, avec le premier cas de sclérose en plaques. Cette année-là, la controverse atteignit un point culminant avec l'abandon de la campagne dans les collèges, la visibilité accrue du Réseau vaccin hépatite B (REVHAB), et enfin la condamnation du laboratoire SmithKline Beecham par le tribunal de grande instance de Nanterre à verser des indemnités provisionnelles à des personnes atteintes de sclérose en plaques et de cécité. « La décision de la CRAAV sera déterminante pour les dossiers à venir[32] », notait un haut fonctionnaire. Devant l'incertitude scientifique, la commission ajourna nombre de ses décisions. L'absence de consensus déstabilisait l'ensemble du processus d'évaluation, y compris l'examen des rapports d'expertise quand auparavant elle s'accommodait de leur manque de rigueur.

Au milieu des considérations techniques – l'avis des experts était motivé en fonction de l'écart temporel entre une injection et la survenue des premiers symptômes –, certains dossiers laissent transparaître la voix de malades à qui la commission demandait de chiffrer leur dommage :

> En ce qui concerne l'estimation chiffrée du préjudice que je subis, déclare une employée de maison de retraite vaccinée contre l'hépatite B à qui la CRAAV proposa une indemnisation, il me paraît impossible à quantifier. Quelle somme pourrait remplacer l'énergie que j'avais et la multitude d'activités que je pouvais exercer dans une journée ? Vous me parlez de retentissement sur ma vie personnelle, professionnelle, familiale et sociale. Comment peut-on parler de VIE lorsqu'on est réduite à ne plus pouvoir marcher, conduire, faire ses courses… Cette lettre a été dictée parce que je ne peux même plus écrire. Vie personnelle : ne plus vivre en tant que personne autonome, mais comme handicapée. Vie professionnelle : être reconnue invalide, c'est-à-dire ne plus pouvoir exercer d'activité professionnelle, être assistée. Vie familiale : ne plus assurer les besoins simples à la maison – aide-ménagère ; ne plus pouvoir m'occuper de mes deux filles de 13 et 14 ans (elles ont encore énormément besoin de leur mère), seulement pour faire les courses de rentrée scolaire ou assister aux réunions parents-professeurs. Vie sociale : que veut dire vie sociale lorsque toute autre vie est anéantie ? Ce préjudice que je qualifie plus de traumatisme est ressenti à chaque seconde de mon existence. En effet, chaque geste, chaque fonction est pénible et se pratique avec de grandes difficultés[33].

Les séances de décembre 1999 et de février 2000, presque exclusivement consacrées à la vaccination contre l'hépatite B, témoignèrent de la plus grande hésitation dans le traitement des demandes. Des décisions restèrent suspendues à la délivrance de documents complémentaires, tandis que des cas de sclérose en plaques obtinrent une indemnisation au prétexte que la vaccination aurait été un facteur déclenchant ou qu'il y avait « eu imprudence à revacciner », alors que d'autres demandes pour la même pathologie suscitèrent un rejet au motif de l'« impossibilité, en l'état actuel des connaissances, d'imputer au vaccin anti-hépatique les troubles observés. [...] Contrairement à la plupart des dommages postvaccinaux qui surviennent dans les délais stéréotypes, l'apparition d'une sclérose en plaques est aléatoire et peut relever d'une simple coïncidence[34] ». À l'hiver 2000, la position de la CRAAV n'était toujours pas arrêtée. Une fonctionnaire regrettait le fait que ce flottement contrevenait gravement au principe d'équité dans le traitement des dossiers.

Une fois de plus, c'est une décision politique qui permit de trouver une issue. En mars 2000, le directeur général de la Santé, Lucien Abenhaïm, qui adopta dans d'autres contextes des positions favorables aux droits des malades au détriment de son administration, demanda que des dossiers déjà examinés bénéficient d'une nouvelle instruction à la lumière des conclusions d'une réunion organisée en février 2000 à l'Agence française de sécurité sanitaire des médicaments et des produits biologiques (l'ancienne Agence du médicament). Si l'existence d'un risque élevé restait hors de considération, il ressortit de cette consultation qu'« un risque faible d'atteintes démyélinisantes ou d'affections auto-immunes associées au vaccin contre l'hépatite B ne peut pas être exclu, ni l'existence de certaines sous-populations présentant des facteurs de sensibilité particuliers[35]. » La compilation de différentes études épidémiologiques permettait d'atteindre un excès presque significatif de scléroses en plaques par rapport au nombre de cas attendus.

À partir de mars 2000, la CRAAV accorda des réparations à plusieurs dossiers laissés en suspens. Conscients de l'ambiguïté dans laquelle ils se trouvaient, en porte-à-faux avec d'autres instances de l'État, exposés aux interrogations de journalistes étonnés d'accéder à des lettres officielles reconnaissant un lien causal entre sclérose en plaques et vaccination contre l'hépatite B, les membres de la commission engagèrent une réflexion sémantique pour éviter que leurs documents n'admettent un lien causal. La situation ne manquait pas d'ironie puisque l'existence de la CRAAV se fondait précisément sur l'examen d'un rapport causal. « Il est dangereux d'établir un lien juridique par écrit qui pourrait éventuellement être répandu à l'extérieur[36] », faisait remarquer une fonctionnaire en février 2001. Pour remédier au dilemme, il fut décidé de rédiger des lettres aux plaignants dans lesquelles les questions de causalité seraient recouvertes de prose juridique.

L'existence de la commission était menacée. Dix années seraient nécessaires pour instruire 200 des 300 dossiers en attente. Seulement 83 demandes relatives au vaccin avaient pu être traitées jusque-là. Après un quart de siècle d'activité, cette commission aux procédures inconnues du grand public disparut pour intégrer le nouvel Office national d'indemnisation des accidents médicaux (ONIAM), créé par la loi du 2 mars 2002 relative aux droits des malades. Cette absorption posait des questions juridiques car les accidents vaccinaux ne sont pas des accidents médicaux *stricto sensu* : leur indemnisation n'est pas liée à un seuil de gravité, mais à la reconnaissance d'un lien de causalité entre vaccination et dommages, ils relèvent du régime de responsabilité sans faute de l'État et se justifient par l'obligation légale. Cependant, l'intégration à un nouvel organisme libérait le ministère de dossiers qu'il n'était plus capable de traiter. Ces évolutions institutionnelles ne mirent pas fin au feuilleton juridique qui se poursuivit dans les années 2010.

ÉPILOGUE

Défiance partagée

Après la campagne de vaccination contre l'hépatite B, l'image d'une population réfractaire, hésitant à se faire vacciner, se fige dans la conscience des autorités. De la même façon que des individus mettent en doute la parole experte, la foi dans la raison des masses s'effrite. Internet va être accusé de menacer la hiérarchie des savoirs. Mais l'expression de doutes n'est pas forcément synonyme de fragilité pour la vaccination, qui affiche dans les années 2010, malgré une campagne ratée contre la grippe H1N1, des taux à faire pâlir d'envie les mandarins des générations précédentes.

L'effondrement de la maison Debré

En obtenant coup sur coup, en 1986, le statut de Centre de référence et celui de membre de droit du Comité technique des vaccinations, le CIE accomplit un repositionnement majeur. Tout portait à croire que cette organisation restée jusque-là à la marge dans l'Hexagone entamait un rapprochement avec l'État. Elle embarquait avec elle les médecins gravitant dans son orbite :

en poste à l'hôpital, dans le service de santé des armées, du côté de l'industrie, passés par l'OMS, les héritiers revendiqués de Robert Debré officialisèrent leur rôle dans la définition des politiques vaccinales et sortirent vainqueurs des années 1980.

Une décennie plus tard, cette configuration s'effondra. Le CTV fut entièrement renouvelé en 1997 – seule Nicole Guérin conserva son siège – poussant une nouvelle génération sur le devant de la scène. À quelques mois d'intervalle, à la suite d'une « intervention de M. Michel Debré auprès du Président Jacques Chirac[1] » destinée à empêcher une dissolution pure et simple, le CIE fut fusionné avec un établissement public sans activité médicale ni lien avec l'international : l'Institut de l'enfance et de la famille. Décidée à en finir avec un organisme à l'identité jugée obsolète, l'administration centrale considéra à son avantage que la greffe ne prenait pas. Trois ministères – Affaires sociales, Affaire étrangères et Coopération – contribuaient alors à parts égales à 79 % des ressources du centre. Le premier expliqua que ses missions se cantonnaient au territoire national quand celles du CIE étaient plutôt tournées vers l'étranger, le second ne vit pas en quoi il était concerné par la pédiatrie et le troisième s'abstint de faire connaître un avis tranché. Fin 1998, l'État démantela le CIE. Ses membres furent mis au chômage, en retraite anticipée, renvoyés dans leur institution d'origine ou embauchés par l'Institut national de veille sanitaire (InVS), l'ancien Réseau national de santé publique (RNSP). Comment expliquer un tel retournement de situation, l'effondrement d'un milieu d'expertise confirmé dans son rôle quelques années plus tôt ?

On peut d'abord y voir une conséquence tardive de la disparition de Robert Debré. En France, si peu de domaines de la médecine échappèrent à son influence, il était chez lui au château de Longchamp plus qu'ailleurs. Ce concentré de Françafrique collait à ses rêves d'organisation internationale et servait sa vision de la pédiatrie. Les trois branches d'activité du centre laissaient une large part à l'enseignement, à l'image de l'Institut Pasteur auquel Robert Debré avait montré un attachement constant. Les objets d'étude – en particulier le BCG et les vaccinations de l'enfance – concouraient de la même façon au sentiment d'avoir affaire à une institution concrétisant de bout en bout, dans sa forme, ses buts et ses objets, les conceptions d'un seul homme. Une personnification si poussée faisait planer une grande inquiétude au CIE après le décès de son fondateur en 1978. Comment assurer la survie d'un centre sans ressources propres, spécialement après l'assèchement des financements onusiens ? Les crises budgétaires se succédèrent à partir du début des années 1980, mettant chaque fois en jeu l'existence du CIE. En 1995, contrainte de réduire les frais de fonctionnement, la direction engagea un plan social et enjoignit le personnel à multiplier les contrats de recherche aux dépens de la collaboration avec les organisations internationales et les pays tiers, une injonction qui menaçait les fonctions scientifiques et diplomatiques imaginées par Robert Debré. Par ailleurs, l'ancrage pluridisciplinaire détonnait dans le paysage français de la recherche médicale. L'hétéroclisme continuait certes à être cultivé dans le domaine précis de la vaccination, baptisé « vaccinologie », une notion englobante qui prônait une vision transversale de son objet, associant l'épidémiologie, la virologie, l'immunologie, les sciences sociales, etc. Mais, en dehors de ce champ, les activités du CIE relatives à la nutrition ou à la maltraitance infantile n'avaient pas de raison valable d'être rassemblées dans une institution autonome associée à la coopération, au lieu, par exemple, d'être hébergées dans des unités INSERM où elles auraient pu être soumises à des critères d'évaluation standardisés.

Une autre explication de cet écroulement a trait à l'enclavement des milieux de l'expertise médicale et, singulièrement, à l'isolement du CIE. En France, l'un des ressorts des crises politiques ouvertes par l'épidémie de sida réside dans la résistance des autorités médicales à l'intrusion d'autres acteurs – qu'il s'agisse de la presse, des associations de malades, de nouvelles générations de scientifiques – dans ce qu'elles estiment être leur seul domaine de compétences[2]. À partir de la fin des années 1980, des militants de la lutte contre le sida cherchèrent à modifier les protocoles des essais cliniques, tandis que les journalistes abandonnèrent leur docilité à l'égard des mandarins. Le monde de la vaccination rappelle, par contraste, à quel point celui du sida est marqué du sceau de l'exception. Les essais vaccinaux étaient habituellement pris en charge par un groupe d'individus qui défendaient une autonomie inflexible. Ceux-ci n'avaient pas à donner de gages à des intrus pour obtenir ou conserver une place dans la hiérarchie professionnelle, à la différence des cliniciens du sida dont beaucoup firent carrière avec les malades. Quant à la presse, elle était systématiquement suspectée d'attiser les craintes. En 1994, huit ans après la création du Comité technique des vaccinations, ses membres se rendirent compte que l'arrêté qui lui avait donné naissance prévoyait la rédaction d'un rapport envoyé aux médias. Il fut décidé qu'un document strictement « scientifique » serait mis à disposition des journalistes, « sans toutefois provoquer sa demande[3] ». Les prétentions à l'autonomie se durcirent lorsque la controverse de la vaccination contre l'hépatite B éclata. Le CTV exigea des études impeccables sur les accidents alors que la plupart de ses données de prévalence étaient parcellaires. Les contacts entre l'Agence du médicament et l'association de victimes présumées, le REVHAB, ne débouchèrent pas sur une collaboration prolongée. Trop tard sans doute, des médecins se rendirent compte du danger posé par un tel isolement, sans toutefois prôner l'ouverture. Nicole Guérin conclut ses mémoires publiés après la dissolution du CIE par la réflexion suivante : « Il est probable que les exigences croissantes de l'évolution et du développement demandaient une restructuration, une adaptation au contexte moderne, et surtout un effort pour faire savoir à travers les médias. De là à mériter, sans procès, la peine de mort[4] ! » Une collègue, amère, abonda dans son sens : « Comme vous le dites très justement : "on a su faire… mais on n'a pas su faire savoir…" Le relais des contemporains des grandes actions du CIE n'ayant pas été repris par les Puissants du jour à savoir les Médias[5] ! »

Enfin, troisième explication, la rupture profonde dans les relations entre la France et les pays d'Afrique francophone qui se fit jour au cours des années 1990. Les liens hérités de la décolonisation et de la guerre froide étaient en train de perdre leur sens. Le procès Elf et ses intrigues financières donnaient à voir les coulisses peu reluisantes de la présence française en Afrique. Au sud de la Méditerranée, comme le souligne Jean-Pierre Bat, « l'image de la France en Afrique était gravement ternie, entre le choc psychologique de la dévaluation du franc CFA et l'affaire rwandaise[6] ». Si bien qu'aucune résistance notable ne fut opposée au rattachement du ministère de la Coopération à celui des Affaires étrangères en 1998, alors que l'autonomie de ce guichet constituait l'un des fondamentaux du système mis en place par Jacques Foccart, le conseiller Afrique des présidents de droite de la Ve République qui disparut un an plus tôt[7]. Le ministre de la Coopération perdait ses services mais gardait son titre. Sous la cohabitation Jospin-Chirac, le mot d'ordre était la normalisation des relations avec le « pré carré » africain de la France. Les politiques de développement s'en trouvèrent profondément affectées, confirmant un long déclin. « En fait, notent les rédacteurs de la revue *Politique africaine*, toute la décennie des années 1990 fut celle d'un retrait progressif de la France du continent sur le mode de l'"indolence postcoloniale[8]". »

La crise de la coopération ébranla la raison d'être du CIE. Sans le cadre interprétatif des politiques françaises de développement, comment couvrir d'évidence les essais vaccinaux et les activités de formation du personnel médical au Cameroun ou au Sénégal ? Que valait une ligne directe avec le ministre ivoirien de la Santé quand ce pays se déchirait sur la succession du président Félix Houphouët-Boigny, fidèle allié de l'Hexagone décédé en 1993 ? Le CIE tenta de tirer parti de l'internationalisation de la vaccination impulsée par l'OMS pour travailler en dehors de la zone strictement postcoloniale. Dans les années 1990, il étendit ses activités à l'ancien bloc communiste. Il n'en demeure pas moins que les pays d'Afrique francophone restèrent prioritaires. Déjà décalé sur la scène scientifique nationale, le centre fondé par Robert Debré aurait difficilement pu survivre à la liquidation des relations franco-africaines imaginées après les indépendances.

Politique des émergences virales

La disparition du CIE résultait en outre de l'arrivée d'acteurs qui promouvaient un cadrage de la réalité différent, accélérant l'obsolescence de cette vieille garde. Des agences de l'État censées parer aux erreurs et manquements révélés par l'épidémie de sida furent montées de toutes pièces. Le RNSP vit le jour en 1992 avec la mission de « coordonner et renforcer les activités d'épidémiologie d'intervention en France » dans le domaine des maladies infectieuses et de la pollution environnementale. Une fonction de pharmacovigilance revint à l'Agence du médicament, créée un an plus tard. Ces institutions prirent en charge des domaines plus en vogue au tournant des années 1990 : la sécurité et la veille sanitaire, et surtout les « virus émergents », selon le concept popularisé par le virologiste étatsunien Stephen S. Morse. Promise à un immense succès, cette notion à la définition large – « elle correspond à des virus qui viennent d'apparaître dans la population ou dont la portée s'étend rapidement[9] » – donnait une traduction savante à l'impression que l'humanité était en proie à une déferlante virale. Se trouvaient reliés dans une même catégorie l'identification récente d'agents infectieux tels que le VIH, Ébola ou les hantavirus, le développement de souches microbiennes résistantes et la résurgence, sous l'effet de conflits armés et de chocs provoqués par la chute de l'Union soviétique, de maladies que l'on pensait sous contrôle grâce à la vaccination. La virologie, la microbiologie et la parasitologie joignaient leurs forces dans une approche « écologique » qui s'intéressait aux interactions entre espèces et milieux naturels.

Les zoonoses, des maladies animales passées à l'homme, étaient reconnues comme l'une des sources les plus importantes de virus émergents.

L'heure n'était plus à la célébration d'une médecine toute-puissante. Côté grand public, deux essayistes popularisèrent ce changement d'attitude avec des best-sellers à la tonalité apocalyptique, sortis outre-Atlantique en 1994 : *The Coming Plague* de Laurie Garrett et *The Hot Zone* de Richard Preston[10]. Deux ans avant l'arrivée des premiers traitements efficaces, alors que le VIH-sida causait toujours d'atroces souffrances, ces auteurs citaient d'éminents spécialistes – Stephen Morse pour Preston, D. A. Henderson pour Garrett – spéculant sur un même scénario infernal : « la possibilité que le VIH mute en une maladie transmissible par voies aériennes à l'instar de la grippe. Le sida deviendrait soudainement le sida-grippe. Il ferait le tour du globe en un éclair de seconde[11]. »

La littérature sur les virus émergents abonde de considérations sur le « village » mondial, le resserrement des distances, les flux de personnes et de marchandises[12]. Parce que New York ne se trouve plus qu'à quelques heures de vol de Kinshasa, le contrôle des « nouvelles pestes » devait être pensé à l'échelle planétaire à travers des systèmes d'alerte coordonnés par des organismes internationaux. Quelques « *hot spots* » faisaient l'objet d'une surveillance particulière : la Chine, grand magasin des grippes, et une Afrique équatoriale à l'écosystème exceptionnellement riche, y compris sur le plan microbien. Au Gabon, le Centre international de recherches médicales de Franceville (CIRMF), inauguré en 1979 par le président Omar Bongo avec le soutien financier du pétrolier

Elf-Aquitaine, devint dans les années 1990 un lieu mythique pour la compréhension des zoonoses. Avec leurs collègues gabonais, plusieurs virologues français y firent d'importantes découvertes sur le virus simien du sida puis sur Ébola. Son centre de primatologie, le plus grand d'Afrique, permettait des expérimentations, abandonnées à partir de 2012 au profit d'études non invasives : les selles des singes fournissent depuis cette date le matériau d'enquêtes sur les transactions virales entre espèces.

La fin d'une illusion de maîtrise pose le problème de l'anticipation. Parce que l'arrivée de nouveaux pathogènes et le retour de maladies déclarées disparues semblent inévitables, les sociétés doivent être prêtes au pire. Le discours sur la préparation aux épidémies, *preparedness* en anglais, présente dès les années 1990 un caractère militaire qui s'accentue avec les attentats du 11 septembre 2001. Quelques jours après les attaques revendiquées par Al-Qaïda sur le World Trade Center et le Pentagone, des enveloppes contenant du bacille de charbon parviennent aux locaux de grands médias étatsuniens et à deux sénateurs démocrates, faisant cinq morts. Si la piste terroriste est écartée, le trope ancien d'une guerre microbienne s'installe. En février 2003, le gouvernement fédéral prétend que le régime de Saddam Hussein est en possession d'armes de destruction massive impliquant du charbon pour justifier son invasion imminente de l'Irak.

L'anticipation se fonde sur des expériences passées. Or, quelles sont les leçons de l'histoire, sinon que les hommes semblent réagir uniformément à la menace épidémique, que celle-ci soit le produit de la nature ou de prétendues expérimentations menées par des régimes ennemis ? Avec la notion d'émergence, s'installent au centre de la réflexion les conduites individuelles susceptibles d'empirer, par ignorance ou par affront, une situation déjà critique. Dans *L'Arme biologique* (2002), le pasteurien Henri Hubert Mollaret consacre plusieurs pages aux comportements qu'il juge inéluctables face aux épidémies. Séquence 1, le déni : « La première réaction émanera des autorités qui, sous prétexte, précisément, de ne pas inquiéter le public, cacheront, déformeront, minimiseront et même nieront la menace[13]. » Séquence 2, la fuite : « La fuite sera la première réaction de panique, selon le vieux principe "*cito, longe, tarde*" : partir le plus tôt possible, aller le plus loin possible et revenir le plus tard possible[14]. » Séquence 3, la peur et la violence : « Les réactions de peur ne manqueront pas vis-à-vis des personnes atteintes ; elles ont existé de tout temps[15]. » ; « Toutes les réactions de violence sont à redouter : pillage de pharmacies, des dispensaires, des magasins d'alimentation ; agression des équipes de vaccination ou de distribution d'antibiotiques, voire agression de médecins comme à Paris durant le choléra de 1820[16]. » Mollaret s'inspire d'un schéma célèbre, formulé par un historien spécialiste du choléra, Charles Rosenberg, qui soutient en 1989 que toute épidémie obéit à un canevas narratif en quatre actes[17]. Ce qui frappe, ce n'est pas seulement l'écart entre ces analyses et le déroulement simultané de l'épidémie de sida qui les a pourtant inspirées : on suppose déjà à la fin des années 1990 que le virus circulait en Afrique des décennies avant l'enregistrement officiel des premiers cas, déjouant les commentaires usuels sur les débuts des épidémies ; les mobilisations activistes précoces, puis les solidarités internationales mettent à mal les considérations réductrices sur la fuite et la peur[18]. Ce qui frappe surtout avec l'ouvrage de Mollaret, c'est la rencontre entre un discours sur les invariants anthropologiques et celui sur les virus émergents, la préparation aux épidémies et le « terrorisme biologique ». Cette conjonction signale un tournant plus large dans la façon dont l'autorité médicale perçoit les individus. L'accent mis sur les réactions irrationnelles et les sentiments négatifs rompt avec l'optimisme d'un mandarinat historiquement puissant en France, qui ne doutait guère de son autorité sur le public.

Les effets politiques et institutionnels de ce cadrage sont d'abord modestes. En décembre 2000, les députés Pierre Lellouche, Guy-Michel Chauveau et Aloyse Warhouver déposent un rapport sur « la prolifération des armes de destruction massive et de leurs vecteurs » avec une section entière consacrée à l'arsenal biologique[19]. Du côté du Comité technique des vaccinations, dont les membres continuent à douter de la véracité des effets secondaires imputés au vaccin contre l'hépatite B, on essaye de tourner la page des turbulences des années 1990. Une immunologiste, Brigitte Autran, intègre l'instance au début des années 2000 après s'être vue commander une étude menée avec l'appui de l'armée sur la « mémoire vaccinale ». Les gouvernements de nombreux pays en Occident craignent que l'agent infectieux de la variole, dont il reste des échantillons en Russie, aux États-Unis et probablement ailleurs, ne serve à élaborer une arme biologique. Pour se préparer à cette éventualité, il convient de vérifier si le personnel médical immunisé avant l'éradication peut être revacciné sans risque de complication grave, pas impossible avec ce vaccin.

En attendant la grippe

En France et à l'international, la grippe devient la maladie émergente par excellence. Péril ancien, ses mutations incessantes laissent planer le danger d'une pandémie destructrice. Pour échafauder des scénarios, les autorités puisent dans un répertoire d'exemples bien documentés par les historiens : épidémie meurtrière de grippe espagnole en 1918-1919, puis épidémies de grippe asiatique de 1957-1958 et de Hong-Kong en 1968-1969, et enfin campagne vaccinale de 1976 contre la grippe porcine aux États-Unis, stoppée net par une recrudescence de syndromes de Guillain-Barré. La grippe est une maladie éminemment mondiale : en l'espace de quelques « vagues », elle passe d'un continent à l'autre. Une attention lui est d'ailleurs portée à l'échelle internationale depuis 1947, date à laquelle un réseau de laboratoires est mis en place puis intégré à l'OMS. Grâce à la description des souches en circulation de part et d'autre du globe, il permet de standardiser les vaccins hivernaux mis à jour chaque année au gré de l'évolutions des virus[20].

En 1997, le spectre d'une pandémie mondiale de grippe s'installe dans les esprits. Six personnes décèdent à Hong Kong d'une « grippe du poulet » due à un nouveau virus, le H5N1. Des millions de volatiles sont abattus. Robert Webster, un virologue néozélandais en poste à Memphis, dans le Tennessee, défend depuis des décennies l'idée que les oiseaux sont un réservoir de la grippe. Ses analyses sont reprises dans la presse, dont *Le Figaro* en France : si la transmission d'homme à homme du H5N1, un pathogène « extrêmement dangereux », n'est pas encore avérée, explique-t-il, « ce n'est qu'une question de temps » avant que cela ne se produise[21]. Cette « prophétie de malheur[22] », selon la formule du sociologue Francis Chateauraynaud, inspire le premier plan de préparation grippale de l'OMS. Des États suivent avec leurs propres directives[23]. Fin 2002, l'apparition dans le sud de la Chine du syndrome respiratoire aiguë (SRAS), un coronavirus aux propriétés plus dangereuses que les virus de la même famille, à l'origine d'habitude de rhumes sans gravité, fait monter la tension d'un cran. Cette épidémie conduit le gouvernement français à produire, en 2004, son premier plan grippal, classé confidentiel défense. La mise à jour de 2009 reprend un découpage par phases, selon le modèle proposé par l'OMS : période « à transmission animale prédominante », puis « alerte pandémique », « pandémie » et « fin de vague ». Comme l'ont noté rétrospectivement des critiques, cette nomenclature élude la gravité du virus pour se concentrer sur sa diffusion. La France conclut en outre deux contrats avec les laboratoires Novartis et Sanofi Pasteur pour l'achat de vaccins dits « prépandémiques », contre le H5N1 ou « tout autre virus grippal pandémique ».

Lorsqu'une alerte vient du Mexique au printemps 2009, l'État est prêt à faire face à la grave pandémie attendue. Un virus H1N1 (et non un H5N1) se propage rapidement aux États-Unis, en Espagne, au Royaume-Uni, en France, aux Pays-Bas, mais aussi en Nouvelle-Zélande et en Australie. Si la majorité des cas sont bénins, la possibilité de formes sévères chez les jeunes et les femmes enceintes tient en haleine les spécialistes. Fin mai, l'OMS transmet la souche de l'agent infectieux aux firmes pharmaceutiques, lesquelles peuvent enclencher la production d'un vaccin. Le gouvernement de François Fillon commande à plusieurs laboratoires 94 millions de doses, selon un schéma à deux injections calqué sur la vaccination contre le H5N1 – quelques mois après la signature des contrats, des études vont confirmer qu'une seule injection apporte l'immunisation désirée. L'OMS a beau déclarer le passage au stade « pandémique » en juin 2009, tout en qualifiant l'épisode de « modérément grave », des voix s'élèvent pour souligner le caractère sans gravité de la maladie. Lorsque les vaccins sont livrés à l'automne, à peine 8,5 % des Français y ont recours, une situation comparable à celle d'autres pays riches. L'État cherche à renégocier ses contrats avec les laboratoires. Des quantités astronomiques de vaccin – 3,46 millions de doses – ont été jetées.

Deux commissions, à l'Assemblée nationale et au Sénat, se penchent sur la gestion de cette « crise sans crise[24] », tout comme de nombreux chercheurs en sciences sociales[25]. La surréaction des autorités, et en particulier celle de l'OMS qui a donné le la, la façon dont l'industrie a tiré parti de la course aux vaccins, le manque d'attention apporté à l'opinion et les huis clos des experts sont diversement mis en cause. Mais les députés font la part des choses et ils rappellent l'atmosphère d'incertitude dans laquelle les décisions ont été prises. Au final, notent-ils, les 668 millions d'euros dépensés auront permis de faire une grande expérience : « tester pour la première fois dans l'histoire du pays, en grandeur réelle, les moyens de l'État pour faire face à une crise sanitaire d'ampleur[26] ». Déplaçant le regard du politique vers la population, la commission d'enquête de l'Assemblée nationale conclut sur une « crise de confiance » :

Nos concitoyens, qui ne croient plus aux messages de prévention et de santé publique, se défient de la parole de l'État en période de crise sanitaire et préfèrent s'en remettre à d'autres sources d'information, aux intérêts divers mais très médiatisées. Les folles rumeurs sur internet, les attaques violentes du lobby antivaccin ou encore les annonces spectaculaires de pseudo-experts en quête de gloire médiatique auront sans doute laissé des traces[27].

Une avalanche de sondages

Non sans ironie, c'est donc une épidémie contre laquelle les vaccins n'ont pas été nécessaires pour éviter le pire qui installe l'idée d'une montée de la défiance des Français envers la vaccination. La preuve en serait les débats à la télévision sur l'innocuité des vaccins H1N1. La question de la toxicité se cristallise également autour des adjuvants aluminiques, des composants qui amplifient l'action des antigènes. Des médecins les suspectaient déjà d'effets indésirables lors des discussions sur les calendriers vaccinaux en 1959[28]. Romain Gherardi, spécialiste des maladies neuromusculaires à l'hôpital Henri-Mondor de Créteil, essaie depuis la fin des années 1990 de démontrer l'implication de l'aluminium dans l'apparition d'une nouvelle pathologie qu'il propose de baptiser « myofasciite à macrophages ». Les signes cliniques sont des douleurs articulaires et musculaires invalidantes ainsi qu'une intense fatigue. Il constate qu'une écrasante majorité des patients présentant cette maladie ont reçu un vaccin contre l'hépatite B et parfois un autre contenant de l'aluminium. Une association, E3M (Entraide aux malades atteints de myofasciite à macrophages), se met en place en 2001 pour mettre fin à l'utilisation des adjuvants aluminiques et pour attirer l'attention sur ses membres à bout de forces, « chroniquement épuisés et malportants, rendus impécunieux par leur décrochage de la vie professionnelle[29] », selon la description de Romain Gherardi.

En 2016, l'année où Gherardi sort chez Actes Sud *Toxic Story. Deux ou trois vérités embarrassantes sur les adjuvants des vaccins*, son témoignage qui relate vingt ans de recherche, Heidi Larson, une anthropologue de la London School of Hygiene and Tropical Medicine, publie les résultats d'une enquête menée dans soixante-sept pays, qui fait caracoler la France en tête du palmarès de la défiance vaccinale[30]. Chaque personne interrogée dans le cadre de l'étude avait dû se prononcer sur quatre affirmations relatives à l'importance des vaccinations de l'enfance, à l'efficacité des vaccins, à leur compatibilité avec des croyances religieuses et à leur innocuité. C'est sur ce dernier item que les Français s'illustrent par un très haut niveau de défiance. Les sondages du Vaccine Confidence Project, le groupe de recherche d'Heidi Larson, deviennent un point de départ obligé des discours sur la vaccination en France. Leurs résultats sont confortés par des enquêtes nationales, aux conclusions toutefois plus nuancées. Par exemple, le « Baromètre santé », créé en France au début des années 1990, enregistre la croissance d'un courant réfractaire à partir de la vaccination contre le H1N1.

La production de ces sondages s'accompagne d'une reconceptualisation des refus de la vaccination. Au début des années 2010, la notion turbulente de « résistance », couramment utilisée par les historiens, et celle d'« acceptabilité », plus en phase avec un idéal d'objectivation sociologique, ont été remplacées par un vocable qui a fait d'emblée fortune : « l'hésitation » ou *hesitancy*. Le terme est rapidement repris à son compte par l'OMS qui propose de le clarifier : « L'hésitation vaccinale désigne un retard dans l'acceptation ou un refus des vaccins malgré la disponibilité des services vaccinaux[31]. » Cette notion ne renvoie pas au refus ferme, militant et organisé, finalement rare, mais recouvre le spectre plus large des personnes qui n'adhèrent pas à la vaccination sans se poser et sans poser de questions. Chemin faisant, l'*hesitancy* élargit considérablement la population qui inquiète les autorités. Jeremy Ward, un sociologue ayant popularisé l'expression en France, explique :

> Ce déplacement a rendu possible la prise en compte, la description et l'investigation d'un spectre beaucoup plus large d'attitudes vis-à-vis de la vaccination que les simples attitudes souvent très idéologiques de « refus » ou de « résistance ». Il a attiré l'attention sur des phénomènes importants tels que le report des injections, le choix des vaccins, la mise en cause de l'autorité médicale, la difficulté du choix éclairé[32].

L'hésitation vaccinale signe aussi, en apparence du moins, un abandon du moralisme qui saturait les débats sur le sujet. Les expressions désignant les personnes renâclant à la vaccination ont été nettement dépréciatives par le passé. Heidi Larson invite à renoncer à l'expression d'« antivax », selon elle trop agressive, pour lui préférer une approche plus compréhensive du rapport des citoyens à la science[33].

De nombreux sondages confirment une transformation du rapport des citoyens à l'autorité scientifique. L'idée que la vaccination incarne une modernité susceptible d'être contestée est loin d'être neuve. Dans le *Petit Zachée surnommé Cinabre*, un conte d'E.T.A. Hoffmann achevé en 1819, un souverain plein de sottise souhaite introduire les lumières par édit, c'est-à-dire aménager des chaussées et inoculer des vaccines, entre autres choses. Son conseiller l'avise de commencer par « bannir hors de l'État tous les gens qui professent des opinions dangereuses, n'écoutent jamais la voix de la raison et séduisent le peuple par toutes sortes de niaiseries[34] ». Dans la France du XXIe siècle, les individus se détournant d'un ou plusieurs vaccins mettent en cause les intérêts économiques des producteurs. Ils critiquent l'arrogance et le mépris de certains médecins et experts. Ils mettent le doigt sur la contrainte légale, dans laquelle ils reconnaissent un abus de pouvoir. Ils s'étonnent aussi des appels à la démocratie sanitaire quand la vaccination leur semble gouvernée de façon opaque. Comme l'a montré le sociologue Jérôme Gaillaguet, ces positions ne se réduisent pas au problème de l'innocuité des vaccins. En outre, elles s'articulent à des conceptions qui, tout en s'inspirant de médecines alternatives, ne se limitent pas non plus à une doctrine unique[35]. Se dégage l'idée, parmi les personnes avec qui ce chercheur s'est entretenu, que la vaccination menacerait l'autonomie d'un corps dont il serait possible de prendre soin par d'autres moyens que la médecine conventionnelle, dont l'exercice physique et une bonne alimentation.

Les sondages sur l'hésitation vaccinale répondent aux inquiétudes sur l'ébranlement des hiérarchies des savoirs par internet et les réseaux sociaux. Dans les milieux de santé publique, malgré l'absence de données claires permettant d'étayer un lien, il devient banal de croiser la diffusion dérégulée de l'information avec celle des maladies infectieuses. En 2018, Heidi Larson prédit dans la revue *Nature* : « La prochaine grande épidémie – qu'il s'agisse d'une souche de grippe très létale ou de quelque chose d'autre – ne sera pas due à un manque de technologies de prévention. La contagion des émotions, plutôt, permise par les technologies numériques, pourrait éroder la confiance dans les vaccins au point de les rendre inopérants[36]. » C'est un rapprochement souvent fait, et pas seulement dans les textes de Larson : « À quoi attribuez-vous l'augmentation de l'hésitation vaccinale ? » demandait, en 2020, un journaliste à Melinda Gates qui répondit : « Je pense, pour être tout à fait honnête, à l'arrivée des réseaux sociaux[37]. » Pour le sociologue Gérald Bronner, qui fait souvent appel à la vaccination pour illustrer ses théories, la visibilité accrue de la « méfiance envers les vaccins, du conspirationnisme ou encore de la multiplication de toutes sortes d'alertes sanitaires ou environnementales pas toujours fondées en raison » est la manifestation d'une « apocalypse cognitive » liée à « la masse cyclopéenne et inédite dans l'histoire de l'humanité des informations disponibles »[38].

Et pourtant, la vaccination résiste

En braquant l'attention sur ce qui n'est au départ qu'un sentiment exprimé par les individus interrogés, ces extrapolations donnent au phénomène de l'hésitation de l'ampleur et un caractère d'urgence, alors que, pour l'essentiel, le bilan des vaccinations demeure très positif dans l'Hexagone. Santé publique France a publié à l'automne 2020 les résultats de couverture pour les vaccinations de l'enfant, portant sur la période antérieure à l'extension des obligations, instaurée en janvier 2018. Avant ces changements législatifs qui ont fait passer à treize le nombre de vaccins de l'enfance obligatoires, les taux dépassaient déjà l'objectif de 95 % pour la diphtérie, le tétanos, la poliomyélite, la coqueluche et l'Haemophilus influenzae de type B. Ils étaient supérieurs à 90 % pour l'hépatite et le pneumocoque. À 90,5 %, la première dose de rougeole-oreillons-rubéole était en dessous du seuil souhaité, mais les projections portant sur les enfants nés au premier semestre 2018, donc après l'extension de l'obligation, indiquaient une remontée à 93,7 %, presque le taux idéal. En 2019, selon le même organisme, seul 1 % des nourrissons échappait à toute vaccination.

La vaccination contre le Covid-19 a fait ressortir un écart entre les intentions des individus, déclarées à l'occasion d'enquêtes d'opinion, et leur comportement effectif. Alors que se sont multipliés les pronostics sur l'échec de la campagne, sur la base de sondages menés peu de temps après le déclenchement de l'épidémie et avant même la mise à disposition de vaccins contre le Covid-19, 94,1 % des Français de plus de 12 ans ont reçu au moins une injection entre décembre 2021 et avril 2022[39]. Le gouvernement a recouru à une contrainte efficace en liant à la vaccination l'accès à certains lieux publics, dont les restaurants. Santé publique France constate que l'adhésion à l'ensemble des vaccinations a progressé au cours de cette pandémie. Des enquêtes mettent certes en évidence des inégalités sociales dans le recours à l'immunisation.

La campagne n'a pas été un succès dans les Antilles et en Guyane, où l'enjeu nationaliste et le rejet de l'État colonial ont complexifié la réception des mesures préventives. Mais face à la réussite d'ensemble de cette campagne et des bons chiffres de la vaccination en général, se pose la question de l'interprétation des sondages sur l'hésitation vaccinale.

Conclusion

Dans la seconde partie des années 2010, la France est déclarée championne de la défiance en dépit de bons taux de vaccination. Un tel paradoxe est indissociable de la précision accrue des statistiques. Après le choc de l'apparition du VIH-sida, l'État reconnaît la fragilité de ses données sur les maladies infectieuses. Une double mobilisation soutenue par l'administration centrale et la Fondation Mérieux donne ses lettres de noblesse à une épidémiologie descriptive jusque-là dévalorisée. L'Organisation mondiale de la santé encourage elle aussi une rénovation de la statistique avec la fixation d'objectifs ambitieux s'agissant d'immunisation dans les pays riches. Les taux de couverture vaccinale ne peuvent plus être vaguement estimés comme dans les décennies d'après-guerre. En parallèle, la production d'études sur l'acceptabilité ou sur le coût des vaccinations prend son essor et introduit de la diversité dans un environnement scientifique dominé par les essais cliniques sur l'efficacité, l'innocuité ou la simplification. Ce n'est qu'à la fin des années 1990 que les exigences de précision se traduisent par une amélioration des mesures : les autorités peuvent alors toucher du doigt les écarts entre taux réels et idéaux, et observer des variations d'une enquête à l'autre. Les sondages d'acceptabilité vont se charger d'apporter une épaisseur sociale à des fluctuations mineures. Sans la transformation du regard statistique, dont la sensibilité s'exacerbe, il n'aurait pas été possible d'énoncer que « la vaccination est sur une pente savonneuse », comme me l'a affirmé un médecin de premier plan à propos des années 2010.

La vision statistique d'ensemble floue mais optimiste du mandarinat d'après-guerre laisse place aux classements mondiaux alarmistes sur la perception des vaccins. Le pouvoir médical se métamorphose avec ses instruments. Il perd la certitude d'arracher un consentement. Si ce déficit d'assurance s'explique par les scandales et les affaires qui éclatent avec l'épidémie de VIH-sida, il ne laisse pas d'étonner. Car les décennies couvertes par l'ouvrage ont été marquées par le développement extraordinaire de la vaccination, qui s'est poursuivi malgré les controverses. La simple importance prise par le calendrier vaccinal, schéma bien installé dans la vie des individus, en témoigne. Malgré ce succès, les milieux d'expertise se montrent intolérants à la critique. Insuffisance des données justifiant la vaccination universelle contre l'hépatite B ? Démontrez d'abord, et dans les règles de l'art s'il vous plaît, la véracité d'un lien causal entre le vaccin et des maladies graves ! Interrogations sur la réponse disproportionnée à l'épidémie de H1N1 en 2009, présentée par la suite comme un moment de bascule dans l'attitude de la population française envers la vaccination ? Irrationnelles et déplacées, alimentées par des « lobbys antivaccin » et internet. Doutes associés à la nouveauté des vaccins contre le Covid-19 ? Atteinte à l'honneur de la science ! Dans la mesure où l'immunisation concerne l'ensemble des citoyens, mieux vaudrait chercher à comprendre ces mises en cause et à éviter de les réduire à de l'illettrisme ou de la bêtise. D'autant qu'elles peuvent toucher à des évolutions qui gagneraient à être discutées, comme l'entrée de la santé publique dans l'ère de la propriété intellectuelle. À partir des années 1980, la vaccination devient une marchandise chère et brevetée, ce qui soulève des questions immédiatement politiques, différentes de celles liées à son innocuité et à son efficacité.

La priorité donnée aux études et sondages sur les « représentations » élude les demandes de démocratie sanitaire en les transformant en problèmes cognitifs. Elle donne aussi l'impression trompeuse que la vaccination n'est qu'affaire de « confiance ». Or, les épisodes de politisation au cours desquels ses qualités sont débattues collectivement se referment aussi vite qu'une concertation citoyenne. Quoiqu'en disent des milliers d'articles de santé publique qui se penchent sur son acceptabilité en cherchant des solutions dans la tête des gens, la vaccination s'impose souvent aux individus par l'évidence d'un geste et la simplicité d'une technique qui permettent de contourner un consentement actif, discuté ou réfléchi. La vaccination s'est consolidée à bas bruit et elle ne fonctionne jamais aussi bien que lorsque l'on n'en parle pas (de ce point de vue, les sondages qui sollicitent des opinions pour améliorer son fonctionnement font l'effet d'une aporie). Alors, certes, la santé publique déborde de discours, souvent plaintifs, elle se caractérise par « une insatiable quête d'elle-même, une inlassable recherche de sa définition et de son territoire, une incessante dénonciation de ses insuffisances et de ses échecs, un éternel retour de la "nouvelle santé publique" comme solution à ces difficultés de mener à bien ses ambitions[1] », comme l'écrit l'anthropologue Didier Fassin dans des pages lumineuses. Il est vrai aussi que la vaccination ne suscite pas le développement d'infrastructures pérennes, comme l'affirmaient les tenants des « soins primaires », dont la doctrine fut solennellement adoptée par l'OMS à Alma Ata en 1978. Il n'en demeure pas moins que l'histoire retracée dans ce livre fait ressortir la dimension pleinement matérielle de la vaccination, une méthode qui n'a pas cessé d'être rationalisée, réagencée, simplifiée, standardisée, comme si la responsabilité du consentement avait été confiée non pas à de bons discours, des discours convaincants, mais aux qualités d'une technique qui la rendraient indiscutable.

Liste des sigles

AMP	Agence euro-africaine pour la médecine préventive puis Agence de médecine préventive
BCG	Vaccin bacille de Calmette et Guérin
CDC	Centers for Disease Control
CHU	Centre hospitalier universitaire
CIE	Centre international de l'enfance
CIRMF	Centre international de recherches médicales de France-ville
CNRS	Centre national de la recherche scientifique
CRAAV	Commission de règlement à l'amiable des accidents vaccinaux
CSHPF	Conseil supérieur d'hygiène publique de France
CTV	Comité technique des vaccinations
DTPC	Vaccin diphtérie, tétanos, poliomyélite, coqueluche
GAVI	Global Alliance for Vaccines and Immunization
IDEA	Institut pour le développement de l'épidémiologie appliquée
IFOP	Institut français d'opinion publique
INH	Institut national d'hygiène
INSERM	Institut national de la santé et de la recherche médicale

InVS	Institut national de veille sanitaire
OCCGE	Organisation de coopération et de coordination pour la lutte contre les grandes endémies
OCEAC	Organisation de coordination pour la lutte contre les endémies en Afrique centrale
OMS	Organisation mondiale de la santé
ONIAM	Office national d'indemnisation des accidents médicaux
ONU	Organisation des Nations unies
ORANA	Organisme de recherche sur l'alimentation et la nutrition africaines
PEV	Programme élargi des vaccinations
PMI	Protection maternelle et infantile
REVHAB	Réseau vaccin hépatite B
RNSP	Réseau national de santé publique
ROR	Vaccin contre la rougeole, la rubéole et les oreillons
SDN	Société des Nations
SEITA	Société d'exploitation industrielle des tabacs et des allumettes
SRAS	Syndrome respiratoire aigu sévère
UCDA	Union de défense des commerçants et artisans
UNICEF	Fonds des Nations unies pour l'enfance
UNRRA	United Nations Relief and Rehabilitation Administration
USAID	Agence des États-Unis pour le développement international
VIH	Virus de l'immunodéficience humaine

Notes

Introduction

1. Anne Marie Moulin, « The Defended Body », *in* Roger Cooter et John V. Pickstone (dir.), *Medicine in the Twentieth Century*, Amsterdam, Harwood Academic Publishers, 2000, p. 385-398.

2. Pier Paolo Pasolini, *La Rage*, trad. Patrizia Atzei et Benoît Casas, Caen, Nous, 2020, p. 15.

3. Robert Debré, « Sur le projet de calendrier des vaccinations », *Bulletin de l'Académie nationale de médecine*, 1965, p. 372.

4. Claudine Marenco et Sélimir Govedarica, *La Vaccination des enfants en France (1880-1980)*, Paris, DGRST-CNRS, 1980, p. 136.

5. COCONEL Group, « A Future Vaccination Campaign against COVID-19 at Risk of Vaccine Hesitancy and Politicisation », *The Lancet Infection*, vol. 20, juillet 2020, p. 769-770.

6. Patrick Zylberman, *La Guerre des vaccins. Histoire démocratique des vaccinations*, Paris, Odile Jacob, 2020.

7. Françoise Salvadori et Laurent-Henri Vignaud, *Antivax. La résistance aux vaccins du XVIIIe siècle à nos jours*, Paris, Vendémiaire, 2019, p. 216.

8. Heidi J. Larson, *Stuck. How Vaccine Rumors Start – and Why They Don't Go Away*, New York, Oxford University Press, 2020.

9. Jean-Pierre Darmon, *La Longue Traque de la variole. Les pionniers de la médecine préventive*, Paris, Perrin, 1986, p. 415.

10. Laurence Monnais, *Vaccinations. Le mythe du refus*, Montréal, Presses de l'Université de Montréal, 2019.

11. https://www.santepubliquefrance.fr/determinants-de-sante/vaccination/articles/donnees-de-couverture-vaccinale-hepatite-b-par-groupe-d-age.

12. Nathalie Bajos *et al.*, « Couverture vaccinale contre le Covid-19 : des inégalités sociales toujours marquées à la fin de la campagne vaccinale », *DREES. Études et Résultats*, n° 1280, 2023, p. 1-8.

13. David Edgerton, *Quoi de neuf ? Du rôle des techniques dans l'histoire globale*, trad. Christian Jeanmougin, Paris, Seuil, 2013.

14. Mary Douglas, *De la souillure. Essai sur les notions de pollution et de tabou*, trad. Anne Guérin, Paris, La Découverte, 2001, p. 198.

15. Luc Berlivet, « Uneasy Prevention, the Modernisation of Health Education in France after 1975 », *in* Virginia Berridge et Kelly Loughlin (dir.), *Medicine, the Market and the Mass Media*, Londres / New York, Routledge, 2005, p. 95-122.

16. Grégoire Chamayou, *La Société ingouvernable. Une généalogie du libéralisme autoritaire*, Paris, La Fabrique, 2018.

17. Anne Marie Moulin, « Patriarchal Science : The Network of the Overseas Pasteur Institutes », *in* Catherine Jami, Anne Marie Moulin et Patrick Petitjean (dir.), *Science and Empire*, Dordrecht, Kluwer Academic Publishers, 1992, p. 307-322. Voir aussi Aro Velmet, *Pasteur's Empire. Bacteriology and Politics in France, Its Colonies, and the World*, Oxford, Oxford University Press, 2019.

Chapitre I. La France, pays de Robert Debré

1. Jean-François Picard, « Poussée scientifique ou demande de médecins ? La recherche médicale en France de l'Institut national d'hygiène à l'INSERM », *Sciences sociales et santé*, vol. 10, n° 4, décembre 1992, p. 47-106.

2. Jean-François Picard et Suzy Mouchet, « Entretien : Alice Lotte, l'épidémiologie de la tuberculose », 2002, https://www.histrecmed.fr/temoignages-et-biographies/temoignages?view=article&id=66:lotte-alice&catid=8:entretiens.

3. Luc Berlivet, « Between Expertise and Biomedicine : Public Health Research in France after the Second World War », *Medical History*, n° 52, 2008, p. 471-492.

4. Entretien de l'auteur avec France Lert, Villejuif, 7 avril 2014.

5. Claudine Marenco et Sélimir Govedarica, *La Vaccination des enfants en France (1880-1980)*, *op. cit.*, p. 163.

6. M.C. Ravault, « Maladies transmissibles et système d'information. La lutte contre la rougeole et la rubéole », *Solidarité Santé. Études statistiques*, n° 5, 1986, p. 96.

7. Jean-François Picard et Suzy Mouchet, « Entretien : Alice Lotte, l'épidémiologie de la tuberculose », art. cité.

8. Christoph Gradmann, « Robert Koch and the Invention of the Carrier State : Tropical Medicine, Veterinary Infections and Epidemiology Around 1900 », *Studies in History and Philosophy of Biological and Biomedical Sciences*, n° 41, 2010, p. 232-240 ; Helen Tilley, *Africa as a Living Laboratory. Empire, Development, and the Problem of Scientific Knowledge (1870-1950)*, Chicago, The University of Chicago Press, 2011 ; Jim Downs, *Les Origines troubles de l'épidémiologie*, trad. Laurent Bury, Paris, Autrement, 2022.

9. Warwick Anderson, « Leprosy and Citizenship », *Positions*, vol. 6, n° 3, 1998, p. 707-730.

10. Guillaume Lachenal, *Le médicament qui devait sauver l'Afrique*, Paris, La Découverte, 2014.

11. Robert Debré, *L'Honneur de vivre. Témoignage*, Paris, Stock/Hermann, 1974, p. 169.

12. Joseph Czapski, *Terre inhumaine*, Paris, Noir sur blanc, 2020, p. 271.

13. F. Alison, « La mortalité infantile pendant les premier et deuxième trimestres de l'année 1945 », *Bulletin de l'Institut national d'hygiène*, t. 1, n° 2, 1946, p. 116.

14. Robert Debré, *L'Honneur de vivre*, *op. cit.*, p. 335.

15. « Résumé de la note du Professeur Debré sur le Centre international de l'enfance », juin 1949, Archives diplomatiques, 372QO441.

16. Jessica Pearson, *The Colonial Politics of Global Health*, Cambridge, Harvard University Press, 2018, p. 75.

17. « Note du 30 mars 1949 », Archives diplomatiques, 372QO441.

18. Marta Aleksandra Balińska, *Une vie pour l'humanitaire. Ludwik Rajchman (1881-1965)*, Paris, La Découverte, 1995, p. 347.

19. « Statuts du Centre international de l'enfance et discours prononcés lors de la séance inaugurale le 18 janvier 1950 au salon de l'Horloge, ministère des Affaires étrangères à Paris », p. 36, Archives diplomatiques, 372QO441.

20. Colette Fillastre et Nicole Guérin (dir.), *Centre international de l'enfance. Le château de Longchamp. Mémoire*, Paris, L'Harmattan, 2000, p. 34.

21. « Rapport du conseil d'administration sur l'activité du Centre international de l'enfance pendant l'année 1951 », archives du CIE, université d'Angers, 1CIDEF12.

22. Colette Fillastre et Nicole Guérin (dir.), *Centre international de l'enfance*, *op. cit.*, p. 224.

23. « Rapport du conseil d'administration », 1964, archives du CIE, université d'Angers, 1CIDEF11.

24. Jessica Pearson, *The Colonial Politics of Global Health*, *op. cit.*, p. 140.

25. Robert Debré, *L'Honneur de vivre*, *op. cit.*, p. 373.

26. Entretien de l'auteur avec Nicole Guérin, Paris, le 28 mars 2014.

27. « Ma joie était de les réunir chez moi, de les inviter en Touraine où, malgré les attraits de la campagne, nous continuions à travailler, d'associer aux miens une famille spirituelle. [...] Quelle belle famille nous avons formée. » Robert Debré, *L'Honneur de vivre*, *op. cit.*, p. 142.

Chapitre II. Les derniers actes d'une fièvre législative

1. Franck Moderne, « Le régime juridique des vaccinations obligatoires », *L'Actualité juridique. Droit administratif*, n° 4, 1965, p. 198.

2. Christian Bonah, « Packaging BCG : Standardizing an Anti-Tuberculosis Vaccine in Interwar Europe », *Science in Context*, n° 21, 2008/1, p. 279-310.

3. Christian Bonah, Étienne Lepicard et Volker Roelcker, « Introduction », *in* Christian Bonah, Étienne Lepicard et Volker Roelcker (dir.), *La Médecine expérimentale au tribunal. Implications éthiques de quelques procès médicaux au XXe siècle européen*, Paris, Éditions des archives contemporaines, 2003, p. 1-22 ; Philippe Menut, « Éthique et ethos de la recherche biomédicale en France : l'introduction de la vaccination par le BCG, 1921-1931 », *ibid.*, p. 95-124.

4. Christian W. McMillen, *Discovering Tuberculosis. A Global History, 1900 to the Present*, New Haven, Yale University Press, 2015, p. 75.

5. François Michel Lévy (dir.), *Recherches sur le BCG, techniques d'étude et problèmes de standardisation*, Paris, Centre international de l'enfance/Flammarion, 1966, p. 7.

6. *Ibid.*, p. 252.

7. « Rapport d'activité du CIE », 1966, archives du CIE, université d'Angers, CIDEF14.

8. Colette Fillastre et Nicole Guérin, *Centre international de l'enfance*, *op. cit.*, p. 102.

9. François Michel Lévy, *Recherches sur le BCG*, *op. cit.*, p. 371.

10. Anne Bertrand et Didier Torny, *Libertés individuelles et santé collective. Une étude socio-historique de l'obligation vaccinale*, Villejuif, CERMES-CNRS, 2004.

11. Marcel Lemaire, *Pour La Liberté. Contre l'obligation des vaccinations*, Paris, publication à compte d'auteur, 1961, p. 123, citée par Anne Bertrand et Didier Torny, *Libertés individuelles et santé collective*, *op. cit.*

12. *Journal officiel*, 5 décembre 1951, p. 8735.

13. *Journal officiel*, 9 juin 1954, p. 2840.

14. *Journal officiel*, 6 novembre 1953, p. 4865.

15. *Journal officiel*, 5 décembre 1951, p. 8750.

16. *Ibid.*

17. « Notre programme », *La Libre Santé*, n° 1, novembre 1949, p. 1.

18. Nadja Durbach, *Bodily Matters : The Anti-Vaccination Movement in England (1853-1907)*, Durham, Duke University Press, 2004.

19. *Journal officiel*, 9 juillet 1952, p. 3653.

20. Albert Plecy, « Parce qu'un seul homme a osé dire non », *Vaccinations ou santé*, n° 13-14, avril-mai 1956, p. 50 (version remaniée du

texte : « Une ligue se dresse contre la vaccination obligatoire », *Point de vue. Image du monde*, n° 412, 5 mai 1956, p. 20).

21. *Ibid.*

22. Henriette Nizan, « Le “poujadisme vaccinal” fleurit dans la patrie du BCG », *Demain*, n° 33, 26 juillet 1956, p. 10-11.

23. Georges Duhamel, « Dépasteurisation », *Le Figaro*, 15 septembre 1956 (repris dans *Vaccinations ou santé*, n° 20, janvier 1957, p. 4).

24. James Colgrove, « The McKeown Thesis : A Historical Controversy and Its Enduring Influence », *American Journal of Public Health*, 92/5, 2002, p. 725-729.

25. Romain Souillac, *Le Mouvement Poujade. De la défense professionnelle au populisme nationaliste (1953-1962)*, Paris, Presses de Sciences Po, 2007.

26. « Note pour Monsieur le Ministre. Application de la législation concernant les vaccinations obligatoires », Eugène Aujaleu, 29 mars 1962, Archives nationales, 19830059-14.

27. Propos de Michel Poniatowski, ministre de la Santé, rapportés dans Jean-Simon Cayla, « Législation et administration », *Revue trimestrielle de droit sanitaire et social*, n° 36, 1973, p. 452.

28. François Trémolières, « L'hôpital Claude-Bernard, berceau de la réanimation médicale », *in* Club de l'histoire de l'anesthésie et de la réanimation, *Anesthésie, Analgésie, Réanimation, Samu. Notre histoire, de 1945 aux années 2000*, tome III : *Réanimation*, Paris, éditions Glyphe, 2015, p. 33-49.

29. André Calas, « La polio menace : une seule arme, le vaccin », *Demain*, n° 82, 4 juillet 1957, p. 10-11.

30. Paul A. Offit, *The Cutter Incident. How America's First Polio Vaccine Led to the Growing Vaccine Crisis*, New Haven, Yale University Press, 2007.

31. *Journal officiel*, 15 mai 1958, p. 2334.

32. François Ewald, *L'État providence*, Paris, Grasset, 1986.

33. Louis Dubouis, « Politique sanitaire », *Revue trimestrielle de droit sanitaire et social*, n° 2, 1965, p. 138.

34. Colette Fillastre (dir.), *L'Acceptabilité des vaccinations de l'enfant. Séminaire, Paris, 24, 25, 26 février 1986*, Paris, Centre international de l'enfance, 1986, p. 175.

35. Franck Moderne, « Le régime juridique des vaccinations obligatoires », art. cité, p. 198.

Chapitre III. Simplifier l'enfance

1. « Conférence du professeur Lépine à l'Institut Mérieux », 30 octobre 1959, archives de la Fondation Mérieux, D15.
2. Par exemple : Gaston Ramon, « IVe Mémoire : les vaccinations associées au moyen des vaccins combinés. Bases. Essor. Résultats », *Revue d'immunologie*, n° 13, 1949, p. 41-65 ; Centre international de l'enfance (dir.), *Calendrier des vaccinations*, Paris, Masson, 1960, p. 120-125.
3. Centre international de l'enfance (dir.), *Calendrier des vaccinations*, *op cit.*, p. 144.
4. Geoffrey V. Feldman, « Immunization of Infants with Triple Antigen », *Archive of Disease in Childhood*, n° 145, 1954, p. 175.
5. « Les vaccinations : du bluff à la panique », *Point de vue. Images du monde*, n° 406, 24 mars 1956, p. 20.
6. Hyacinthe Vincent, « Bulletin de l'Académie nationale de médecine », *Bulletin de l'Académie nationale de médecine*, 1911, LXV, p. 66.
7. Delphine Berdah, « Innovation biologique, expertise et crise sanitaro-agricole. La lutte contre la tuberculose bovine et la fièvre aphteuse en France et en Grande-Bretagne du milieu du XIXe siècle aux années 1960 », thèse de doctorat, EHESS, 2010, p. 166-170.
8. Samuel L. Katz, « Immunization with Live Attenuated Measles Virus Vaccines : Five Years' Experience », *Archiv Für Die Gesamte Virusforschung*, 16, 1-5, 1965, p. 229.
9. René Labusquière, « Associations vaccinales et organisation des campagnes de vaccination dans leur rapport avec la lutte antituberculeuse », *Bulletin de l'Union internationale contre la tuberculose*, 1972, XLVII, p. 183.
10. « Sur l'association des anatoxines au vaccin antipoliomyélitique et la simplification du calendrier des vaccinations », juin 1959, archives de la Fondation Mérieux, D15.

11. David A. Cannon (dir.), *Proceedings of a Symposium on Immunization in Childhood, Held in the Wellcome Building, London, 4th to 6th May 1959*, Édimbourg, E. & S. Livingstone, 1960, p. 112.

12. Centre international de l'enfance (dir.), *Calendrier des vaccinations*, *op. cit.*, p. 279.

13. Vanessa Ogle, *The Global Transformation of Time (1870-1950)*, Cambridge, Harvard University Press, 2015.

14. Centre international de l'enfance (dir.), *Calendrier des vaccinations*, *op. cit.*, p. 255.

15. *Ibid.*, p. 59.

16. *Ibid.*, p. 324.

17. *Ibid.*, p. 263.

18. *Ibid.*, p. 278.

19. Robert Debré, « Sur le projet de calendrier des vaccinations », *Bulletin de l'Académie nationale de médecine*, séance du 25 mai 1965, p. 372.

20. « Conférences d'actualité. Télévision médicale post-universitaire », *Le Concours médical*, 9 décembre 1967, fonds Fasquelle, archives de l'Académie de médecine.

21. Didier Fouret (dir.), *Médecine pour vous*, n° 81, 1970, p. 1603.

22. Pierre Bourdieu, *Sur l'État. Cours au Collège de France 1989-1992*, Paris, Seuil, 2012, p. 21.

23. Cependant, la vaccination a pu contribuer à diffuser le temps administratif de l'État moderne. Dans une étude sur l'Égypte du XIXe siècle, Sylvia Chiffoleau montre que les dispensaires où étaient effectuées les vaccinations suivaient des horaires précis, en matinée et l'après-midi, dans une société où dominaient les rythmes des calendriers lunaires et religieux. Sylvia Chiffoleau, « Un siècle de vaccination antivariolique en Égypte (1827-1927) : politiques de santé publique et pédagogie de la modernisation », *in* Anne Marie Moulin (dir.), *Islam et révolutions médicales. Le labyrinthe du corps*, Paris, IRD/Karthala, 2013, p. 57-90.

24. Catherine Rollet, *Les Enfants du XIXe siècle*, Paris, Hachette Littératures, 2001 ; Catherine Rollet, *Les Carnets de santé des enfants*, Paris, La Dispute, 2008 ; Janet Golden, *Babies Made Us Modern. How Infants Brought America into the Twentieth Century,* Cambridge, Cambridge University Press, 2018.

25. Jacqueline H. Wolf, *Don't Kill Your Baby : Public Health and the Decline of Breastfeeding in the Nineteenth and Twentieth Centuries*, Columbus, Ohio State University Press, 2001 p. 34 ; Aimee L. Medeiros, *Heightened Expectations. The Rise of the Human Growth Hormone Industry in America*, Tuscaloosa, University of Alabama Press, 2016, p. 96.

26. Rima D. Apple, *Perfect Motherhood : Science and Childrearing in America*, New Brunswick, Rutgers University Press, 2006.

27. Laurence Pernoud, *J'élève mon enfant*, Paris, Éditions Pierre Horay, 1965, p. 8.

28. *Ibid.*, p. 272.

29. « Rapport sur les vaccinations associées », octobre 1960, Conseil supérieur d'hygiène publique de France, Archives nationales, 19810568-1.

30. Raymond Mande, *Table ronde sur la rougeole*, Lyon, Fondation Mérieux, 1970, p. 82.

31. Jack Goody, *La Raison graphique. La domestication de la pensée sauvage*, trad. Jean Bazin et Alba Bensa, Paris, Éditions de Minuit, 1979, p. 258.

32. « Conférences d'actualité. Télévision médicale post-universitaire », *op. cit.*

33. Didier Fouret (dir.), *Médecine pour vous*, *op. cit.*, p. 1603.

34. Centre international de l'enfance, *Calendrier des vaccinations*, *op. cit.*, p. 310.

35. James Scott, *L'Œil de l'État. Moderniser, uniformiser, détruire*, traduit de l'anglais par Olivier Ruchet, Paris, La Découverte, 2021, p. 148.

36. François Michel Lévy, « Les programmes de vaccinations chez l'enfant », 1966, fonds Fasquelle, archives de l'Académie de médecine.

37. Johannes Ipsen and Harry E. Bowen, « Effects of Routine Immunization of Children with Triple Vaccine (Diphtheria-Tetanus-Pertussis) », *American Journal of Public Health*, n° 45, 1955, p. 318.

38. Colette Fillastre, « Simplification des calendriers vaccinaux », *Carnets de l'enfance*, 32, UNICEF, 1975, archives du CIE, 1CIDEF 488.

39. Raymond Mande, Colette Fillastre, Nizar Ajjan et Évelyne Orssaud, « Données nouvelles sur les possibilités d'immunisation du nourrisson », *Archives françaises de pédiatrie*, 26/2, 1969, p. 156.

40. « Rapport d'activité de 1965 », p. 20, archives du CIE, université d'Angers, 1CIDEF13.

41. Colette Fillastre et Nicole Guérin (dir.), *Centre international de l'enfance. Mémoire*, *op. cit.*, p. 104.

42. « Coefficient de corrélation », 9 décembre 1970, archives du CIE, université d'Angers, 1CIDEF 486.

43. François Michel Lévy, Colette Fillastre et Raymond Mande, « Les programmes de vaccination en France », tiré à part, 1973, archives du CIE, université d'Angers, 1CIDEF 488.

44. David Edgerton, *Quoi de neuf ?*, *op. cit.*

45. « Rapport sur un vaccin tétravalent antidiphtérique, antitétanique, anticoquelucheux et antipoliomyélitique », mars 1965, Archives nationales, 19810568-2.

46. David Edgerton, *Quoi de neuf ?*, *op. cit.* p. 15.

47. Thomas Söderqvist, *Science as Autobiography : The Troubled Life of Niels Jerne,* New Haven, Yale University Press, 2003, p. 218.

Chapitre IV. La Françafrique du vaccin

1. Jean-Pierre Dozon, *Frères et sujets. La France et l'Afrique en perspective*, Paris, Flammarion, 2003.

2. L'inscription exacte est : « Je réveillerai la race noire », voir Guillaume Lachenal, « Biomédecine et décolonisation au Cameroun, 1944-1994 », thèse de doctorat en épistémologie, histoire des sciences et des techniques, Université Paris 7, 2006, p. 52.

3. Guillaume Lachenal et Bertrand Taithe, « Une généalogie missionnaire et coloniale de l'humanitaire : le cas Aujoulat au Cameroun, 1935-1973 », *Le Mouvement Social*, n° 227, 2009, p. 49.

4. *Rapport final de la deuxième conférence technique de l'OCEAC, Yaoundé, du 30 janvier au 3 février 1967*, tome 2, p. 481, Archives nationales, 19940355/11.

5. Charles Mérieux, *Le Virus de la découverte*, Paris, Robert Laffont, 1988, p. 168.

6. Claude Gateff et Michel Rey, « État actuel de la vaccination antitétanique simplifiée », *Afrique médicale*, 14, 134, 1975, p. 835-842.

7. Bob H. Reinhardt, *The End of a Global Pox. America and the Eradication of Smallpox in the Cold War Era*, Chapel Hill, The University of North Carolina Press, 2018.

8. Mémorandum adressé à D.A. Henderson, 30 novembre 1965, National Archives at Atlanta, 69-0885/3.

9. « Rapport annuel de l'OCEAC », 1966, Archives nationales, 19940355/11.

10. Guillaume Lachenal et Bertrand Taithe, « Une généalogie missionnaire et coloniale de l'humanitaire », art. cité.

11. Augustin Emane, *Docteur Schweitzer, une icône africaine*, Paris, Fayard, 2013, p. 77.

12. Bob H. Reinhardt, *The End of a Global Pox, op. cit.*

13. « Vaccination du nourrisson en Afrique », archives du CIE, université d'Angers, 1CIDEF498.

14. « Évaluation du travail de la Station pilote au cours des cinq dernières années », *circa* 1975, archives du CIE, université d'Angers, 1CIDEF483.

15. « Comparaison des taux d'immunoglobuline chez l'enfant africain et l'enfant français », archives du CIE, université d'Angers, 1CIDEF485.

16. « Projet d'étude sur la tuberculose en Côte d'Ivoire », archives du CIE, université d'Angers, 1CIDEF480/14.

17. « Station pilote, projets à long terme, lundi 21 juillet 1975 », archives du CIE, université d'Angers, 1CIDEF 491.

18. « Comité consultatif technique », 1978, archives du CIE, université d'Angers, 1CIDEF24.

19. Pour un examen critique de l'image du laboratoire colonial, voir Guillaume Lachenal, « Le médecin qui voulut être roi », *Annales,* 2010/1, p. 121-156.

20. La recherche d'individus peu exposés à la pharmacopée occidentale a d'ailleurs provoqué, à la fin du XXe siècle, une vaste délocalisation des essais cliniques vers le Brésil, l'Europe de l'Est ou l'Afrique. Voir Adriana Petryna, *When Experiments Travel : Clinical Trials and*

The Global Search For Human Subjects, Princeton, Princeton University Press, 2009.

21. Entretien de l'auteur avec Michel Rey, 23 avril 2014, Paris.

22. Entretien de l'auteur avec Nicole Guérin, le 28 mars 2014, Paris.

23. Claire Brisset, « La coopération sanitaire française tente de se réorienter », *Le Monde dossiers et documents*, n° 108, février 1984, p. 12.

24. Entretien téléphonique de l'auteur avec François Simondon, le 26 mai 2014.

25. « Panorama sur l'Institut Pasteur Production », 24 mai 1977, Archives diplomatiques, BSG348/1312.

26. Claudine Escoffier-Lambiotte, « Un redressement spectaculaire est intervenu à l'Institut Pasteur », *Le Monde*, 8 janvier 1972.

27. Entretien de l'auteur avec Daniel Lévy-Bruhl, 11 mars 2014, Saint-Maurice.

28. Entretien de l'auteur avec Philippe Stoeckel, le 27 mai 2014, Paris. Voir aussi Anne Marie Moulin, « Charles Mérieux, plus-que-pastorien ? », *Biofutur*, n° 116, 1992, p. 6-7.

29. Lettre de Philippe Stoeckel à Pierre Billecocq, 14 septembre 1972, Fondation Mérieux, E4.

30. « Panorama sur l'IPP », Archives diplomatiques, BSG348/1312.

31. « Réunion du 29 mars 1984 », archives du CIE, université d'Angers, 1CIDEF483.

32. Charles Mérieux, *Le Virus de la découverte*, *op. cit.*, p. 168.

33. Lettre de Philippe Stoeckel à Raymond Mande, 7 avril 1982, archives du CIE, université d'Angers, 1CIDEF78.

34. AMP, « Rapport d'activité, 1989-1990 », Fondation Mérieux, E4.

35. Lettre de Philippe Stoeckel à Raymond Mande, 7 avril 1982, archives du CIE, université d'Angers, 1CIDEF78.

36. Lettre de Philippe Stoeckel à Alain Mérieux, 9 septembre 1972, Fondation Mérieux, E4.

37. Léon Lapeyssonnie, *Toubib des tropiques*, Paris, Robert Laffont, 1982, p. 244.

38. *Ibid.*, p. 212.

39. *Ibid.*, p. 223.

40. Baptiste Baylac-Paouly, « Vaccine Development and Collaborations : Lessons from the History of the Meningococcal A Vaccine (1969-73) », *Medical History*, 63/4, p. 435-453.

41. Entretien de l'auteur avec Philippe Stoeckel, le 27 mai 2014, Paris.

42. « Historique Zone-Pilote de Kolda », 1999, Fondation Mérieux, E4.

43. Lettre de Charles Mérieux à Philippe Stoeckel, 23 mai 1995, Fondation Mérieux, E4.

44. Lettre de Charles Mérieux à François Gros, 15 octobre 1981, Fondation Mérieux, E3.

45. Charles Mérieux, « Impératifs industriels et morale du développement », *Le Monde*, 20 mai 1981.

46. « Lyon biocapitale de l'Europe du Sud au service de la santé publique en Afrique », 12 octobre 1998, Fondation Mérieux, E3.

47. Projet d'entretien, 12 septembre 1997, Fondation Mérieux, E3.

48. Anne Marie Moulin, « Patriarchal Science : The Network of the Overseas Pasteur Institutes », *in* Catherine Jami, Anne Marie Moulin et Patrick Petitjean (dir.), *Science and Empire*, *op. cit.*, p. 307-322.

49. Peo Hansen et Stefan Jonsson, *Eurafrique. Aux origines coloniales de l'Union européenne*, trad. Claire Habart, Paris, La Découverte, 2022.

50. « Entretien avec Charles Mérieux », *Afrique médecine et santé*, n° 34, mai 1989, p. 6.

Chapitre V. Lumière sur les accidentés de la vaccination

1. CIE, OMS et INSERM, *Colloque vaccination des enfants*, Paris, éditions de l'INSERM, 1978, p. 21.

2. Louis Dubouis, « Jurisprudence », *Revue trimestrielle de droit sanitaire et social*, n° 30, 1972, p. 170.

3. Fernand Delarue, « À risque égal, garanties égales », *Santé, liberté et vaccinations*, n° 29, 1971, p. 1.

4. Claudine Escoffier-Lambiotte, « Obligation ou liberté de vaccination ? », *Le Monde*, 25 mars 1969.

5. Patrick Champagne et Dominique Marchetti, « L'information médicale sous contrainte », *Actes de la recherche en sciences sociales*, 101, 1, 1994, p. 50.

6. Fernand Delarue, « Où se faire vacciner ? ou le scandale des centres agréés », *Santé, liberté et vaccinations*, n° 31, 1972, p. 2.

7. « Accidents vaccinaux, période du 1er janvier 1972 au 1er juin 1977 », archives de ministère de la Santé, 2009/090-7.

8. « Fiche concernant la proposition de loi n° 220 de Mme Hautecloque, député », archives du ministère de la Santé, 2009/090-7.

9. Lettre de Michel Poniatowski à Aimé Paquet, secrétaire d'État à l'Aménagement du territoire, 5 juillet 1973, Archives nationales, 19830059, art. 14.

10. François Jarrige, *Technocritiques. Du refus des machines à la contestation des technosciences*, Paris, La Découverte, 2016, p. 288.

11. Fernand Delarue, « Un explosif dans le mur du silence », *Santé, liberté et vaccinations*, n° 56, 1977, p. 1.

12. *Id.*, « À risque égal, garanties égales », *Santé, liberté et vaccinations*, *op. cit.*, p. 1.

13. *Id.*, « Responsabilité de l'État », *Santé, liberté et vaccinations*, n° 33, 1972, p. 10.

14. *Id.*, « Assumer sa croissance », *Santé, liberté et vaccinations*, n° 39, 1974, p. 1.

15. *Id.*, « Assemblée générale », *Santé, liberté et vaccinations*, n° 25, 1971, p. 10.

16. « Séance du 27 mai 1977 », Sénat, archives du ministère de la Santé, 2009/090-7.

17. Conseil de l'Europe, « Accord partiel dans le domaine social et de la santé publique. Comité de santé publique. 30e session », 16 septembre 1974, archives du ministère de la Santé, 2009/090-7.

18. « Note pour Monsieur le Directeur Général de la Santé. Colette Meme, chargée de mission », 13 mai 1977, archives du ministère de la Santé, 2009/090-7.

19. « Sur le régime français relatif à la réparation des dommages directement imputables aux suites des vaccinations obligatoires », archives du ministère de la Santé, 2010/081-21.

20. *Journal officiel de la République française*, débats parlementaires, Sénat, vendredi 16 mai 1975, p. 880.

21. Fernand Delarue, « Statistiques », *Santé, liberté et vaccinations*, numéro spécial « Mirages statistiques et fictions vaccinales », 1968, p. 6.

22. *Id.*, « Notre lutte », *Santé, liberté et vaccinations*, numéro spécial « La Ligue a vingt ans », 1974, p. 6.

23. *Id.*, « Nocivité des vaccinations. Conférence du Dr. homéopathe Michaud », *Santé, liberté et vaccinations*, n° 20, 1970/1, p. 3-4.

24. *Ibid.*

25. *Journal officiel de la République française*, débats parlementaires, Sénat, jeudi 24 juin 1971, p. 1298

26. « Vaccination antivariolique. Bilan des accidents vaccinaux en France, 1972-1976 », archives du ministère de la Santé, 2009/090-7.

27. Michel Rey, *Vaccinations*, Paris, Masson, 1980, p. 43.

28. Comité technique des vaccinations, séance du 3 juillet 1989, archives du ministère de la Santé, 2005-006-3.

29. Réunion du 26 juillet 1979 à l'Institut Pasteur, archives du CIE, université d'Angers, 1CIDEF480-12.

30. Compte rendu de la réunion du 13 janvier 1977, archives du CIE, université d'Angers, 1CIDEF483.

31. « Mémorandum, 3 novembre 1976, rapport sur la coqueluche », archives du CIE, université d'Angers, 1CIDEF483.

32. Fernand Delarue, « Déclaration des accidents post-vaccinaux », *Santé, liberté et vaccinations*, n° 60, 1978, p. 8.

33. *Id.*, « Accidents post-vaccinaux. Conférence de presse, 24 janvier 1977 », *Santé, liberté et vaccinations*, n° 53, 1977, p. 1.

Chapitre VI. L'État reprend la main

1. Willy Rozenbaum, Didier Seux et Annie Kouchner, *SIDA. Réalités et fantasmes*, Paris, POL, 1984, p. 7.

2. Entretien de l'auteur avec Élisabeth Bouvet, Paris, 9 février 2023.

3. Willy Rozenbaum, Didier Seux et Annie Kouchner, *SIDA, op. cit.*, p. 18.

4. Entretien de l'auteur et de Guillaume Lachenal avec Jean-Baptiste Brunet, Paris, 6 mars 2023.

5. François Buton, *Une agence tout risque ? La veille sanitaire comme savoir de gouvernement, mémoire pour l'Habilitation à diriger des recherches*, vol. 2, Université Lumière Lyon 2, 2015.

6. Luc Berlivet, « Exigence scientifique et isolement institutionnel : l'essor contrarié de l'épidémiologie française dans la seconde moitié du XXe siècle », *in* Gérard Jorland, Annick Opinel et George Weisz (dir.), *Body Count. Medical Quantification in Historical and Sociological Perspectives*, Montréal, McGill-Queen's University Press, 2005, p. 335-358.

7. Lettre de Raymond Mande à Eugène Aujaleu, 29 septembre 1978, archives du CIE, université d'Angers, 1CIDEF16.

8. Elizabeth W. Etheridge, *Sentinel for Health. A History of the Centers for Disease Control*, Berkeley, University of California Press, 1992, p. 245.

9. Berton Roueché, « Annals of Medicine », *New Yorker*, 6 avril 1957, p. 39-75 et 17 septembre 1960, p. 147-168, cité par *ibid*, p. 353.

10. Stephen B. Thacker, Andrew L. Dannenberg et Douglas H. Hamilton, « Epidemic Intelligence Service of the Centers for Disease Control and Prevention : 50 Years of Training and Service in Applied Epidemiology », *American Journal of Epidemiology*, n°154/11, p. 985-992.

11. Entretien de l'auteur avec Nicole Guérin, Paris, 28 mars 2014.

12. Elena Conis, *Vaccine Nation : America's Changing Relationship with Immunization*, Chicago, The University of Chicago Press, 2014.

13. CTV, procès-verbal de la réunion du 20 juin 1986, archives du ministère de la Santé, 2005/006-3

14. Colette Fillastre (dir.), *L'Acceptabilité des vaccinations de l'enfant*, *op. cit.*, p. 22.

15. CTV, procès-verbal de la réunion du 11 avril 1986, archives du ministère de la Santé, 2005/006-3.

16. « Rapport établi à la demande du Comité technique des vaccinations sur le vaccin triple : rougeole-oreillons-rubéole », archives du ministère de la Santé, 2005/006-3.

17. CTV, procès-verbal de la réunion du 14 octobre 1986, archives du ministère de la Santé, 2005/006-3.

18. Ligue française pour la prévention des maladies infectieuses, « L'application des vaccinations en France, les obstacles à surmonter. Nécessité d'une accélération du programme rougeole-oreillons-rubéole », 8 février 1988, archives du ministère de la Santé, 2005/006-3.

19. Cette interprétation est confirmée par Nicole Guérin : « L'exemple des États-Unis est significatif à cet égard. Aucune loi fédérale n'existe vis-à-vis des vaccinations. Cependant, chaque État ou presque a des exigences en matière de vaccinations contre la rougeole, en particulier à différentes étapes de la vie scolaire. Ces exigences sont si rigoureuses qu'elles ont presque force de loi, et qu'elles ont été jugées indispensables pour parfaire les taux de couverture vaccinale qui stagnaient depuis plusieurs années et rendaient improbable l'éradication de la maladie. » Nicole Guérin, « Vue d'ensemble comparant législation et couverture vaccinale pour les vaccins du programme élargi des vaccinations », *in* Colette Fillastre (dir.), *L'Acceptabilité des vaccinations de l'enfant*, *op. cit*, p. 143.

20. Éric Giacometti, *La Santé publique en otage*, Paris, Albin Michel, 2001, p. 38-39.

21. Note manuscrite de Jean-François Girard, 12 avril 1996, archives du ministère de la Santé, 2005/006-4.

22. Christine Jestin, « Obligatoires ou recommandées, les vaccinations sont-elles bien pratiquées en France ? », *Solidarité Santé. Études statistiques*, n° 3-4, 1990, p. 27.

23. James Colgrove, *State of Immunity. The Politics of Vaccination in Twentieth-Century America*, Berkeley / New York, University of California Press / Milbank Memorial Fund, 2006, p. 129.

24. Elena Conis, *Vaccine Nation*, *op. cit.*, p. 40.

25. Matthew Connelly, *Fatal Misconception, The Struggle to Control World Population*, Cambridge, Harvard University Press, 2008.

26. Michelle Murphy, *The Economization of Life*, Durham, Duke University Press, 2017, p. 66.

27. Mahmood Mamdani, *The Myth of Population Control,* New York, Monthly Review Press, 1977.

28. Colette Fillastre, Évelyne Orssaud et Suzanne Partouche-George, « Enquête d'opinion pour un essai d'évaluation des raisons de l'insuffisance

de la vaccination antituberculeuse en France », *Revue de Tuberculose et de Pneumologie*, t. 30, n° 11, 1966, p. 1149-1160.

29. Claudine Marenco et Sélimir Govedarica, *La Vaccination des enfants en France*, *op. cit*, p. 140.

30. *Ibid.*

31. *Ibid*, p. 187.

32. Colette Fillastre (dir.), *L'Acceptabilité des vaccinations de l'enfant, op. cit.*, p. 270.

33. *Ibid.*, p. 209.

34. *Ibid.*, p. 199.

35. « La couverture vaccinale en France : les enquêtes par sondage selon le modèle de l'OMS », archives de l'OMS, I8/180/2EU.

36. Entretien de l'auteur avec Nicole Guérin, Paris, le 28 mars 2014.

Chapitre VII. Le coût de la santé publique

1. Lettre de Ralph Henderson à Colette Fillastre, 9 février 1979, archives de l'OMS, I8/372/2-ICC.

2. Donald A. Henderson, *Smallpox. The Death of a Disease*, Amherst, Prometheus Books, 2009.

3. *International Conference on the Application of Vaccines Against Viral, Rickettsial, and Bacterial Diseases of Man*, Washington D.C., Pan American Health Organization, 1970.

4. Elena Conis, *How to Sell a Poison. The Rise, Fall, and Toxic Return of DDT*, New York, Bold Type Books, 2022.

5. Marcos Cueto, « The Origins of Primary Health Care and Selective Primary Health Care », *American Journal of Public Health*, vol. 94, n° 11, 2004, p. 1864-1874 ; Randall M. Packard, *A History of Global Health. Interventions into the Lives of Other Peoples*, Baltimore, Johns Hopkins University Press, 2016 ; Marcos Cueto, Theodore M. Brown et Elizabeth Fee, *The World Health Organization. A History*, Cambridge, Cambridge University Press, 2019.

6. John Harland Bryant, *Health and the Developing World*, Ithaca, Cornell University Press, 1969, p. x, cité par Marcos Cueto, « The Origins of Primary Health Care », art. cité., p. 1864.

7. Nitsan Chorev, *The World Health Organization between North and South*, Ithaca, Cornell University Press, 2012.

8. Lettre de Ralph Henderson à Andrew Creese, 22 mars 1978, archives de l'OMS, I8-445-2.

9. Andrew Creese, « Draft Paper of the Costs and Benefits of EPI », non daté, archives de l'OMS, I8-445- 2.

10. « The Cost of EPI », 1990, archives de l'OMS, I8-445-2.

11. « Epicost », non daté, archives de l'OMS, I8-445-2.

12. World Bank, *World Development Report 1993. Investing in Health*, New York, 1993.

13. Nancy Leys Stepan, *Eradication. Ridding the World of Diseases Forever ?*, Ithaca, Cornell University Press, 2011, p. 193 ; Donald A. Henderson, *Smallpox*, *op. cit.*, p. 59.

14. Randall M. Packard, « Malaria Dreams : Postwar Visions of Health and Development in the Third World », *Medical Anthropology*, vol. 17, n° 3, 1997, p. 285.

15. Anita Hardon et Stuart Blume, « Shifts in Global Immunisation Goals (1984-2004) : Unfinished Agendas and Mixed Results », *Social Science & Medicine*, 2005, n° 60, p. 345-356.

16. « The Cost of EPI », 1990, archives de l'OMS, I8-445-2.

17. Entretien de l'auteur avec Daniel Lévy-Bruhl, 11 mars 2014, Saint-Maurice, France.

18. Michelle Murphy, *The Economization of Life*, Durham, Duke University Press, 2017 ; Vincent Gayon, « De quoi est fait "l'ordre économique international ? " », *Actes de la recherche en sciences sociales*, n° 234/4, 2020, p. 4-13.

19. Theodore M. Porter, *Trust in Numbers. The Pursuit of Objectivity in Science and Public Life*, Princeton, Princeton University Press, 1996.

20. Daniel Benamouzig, *La Santé au miroir de l'économie*, Paris, PUF, 2005, p. 67-127.

21. « Utilisation des études économiques et financières pour les programmes élargis de vaccination. Compte rendu de la troisième

réunion internationale », juin 1990, archives du CIE, université d'Angers, 1CIDEF523.

22. Daniel Lévy-Bruhl et Nicole Guérin, « Évaluation économique de la vaccination par le BCG en France. Analyse coût-bénéfice, analyse coût-efficacité », rapport non publié, 1994.

23. David Harvey, *A Brief History of Neoliberalism*, Oxford, Oxford University Press, 2007.

24. Lettre du directeur commercial de Pfizer au ministre de la Santé publique, 23 octobre 1989, archives du ministère de la Santé publique du Gabon, Libreville.

25. Anne Marie Moulin, Fanny Chabrol et Ashley Ouvrier, « Histoire d'un vaccin pas comme les autres : les premiers pas du vaccin contre l'hépatite B au Sénégal », *in* Valérie Delaunay, Alice Desclaux et Cheikh Sokhna (dir.), *Niakhar, mémoires et perspectives. Recherches pluridisciplinaires sur le changement en Afrique*, Marseille, éditions de l'IRD/L'Harmattan, 2018, p. 489-510.

26. Farah Huzair et Steeve Sturdy, « Biotechnology and the Transformation of Vaccine Innovation. The Case of the Hepatitis B Vaccines 1968-2000 », *Studies in History and Philosophy of Science Part C*, n° 64, 2017, p. 11-21.

27. Office of Technology Assessment, *A Review of Selected Federal Vaccine and Immunization Policies*, Washington, DC, U.S. Government Printing Office, 1979, p. 27, cité par Kendall Hoyt, *Long Shot. Vaccines for National Defense,* Cambridge, Harvard University Press, 2012, p. 33.

28. Stuart Blume et Baptiste Baylac-Paouly, *Immunization and States. The Politics of Making Vaccines*, Londres, Routledge, 2021, p. 10.

29. Jean-Marie Huraux, « Rapport pour le CTV sur la vaccination contre l'hépatite B », archives du ministère de la Santé, 2005/006-3.

30. Entretien de l'auteur avec Nicole Guérin, le 28 mars 2014, Paris.

31. Entretien de l'auteur avec Daniel Lévy-Bruhl, 27 mars 2014, Saint-Maurice.

32. Simone Delarue, « Éditorial », *Santé, liberté et vaccinations*, n° 90, 1988, p. 3.

33. *Id.*, « Éditorial », *Santé, liberté et vaccinations*, n° 93, 1991, p. 3.

34. Debabar Banerji, « Menaces que cache le programme de vaccination universelle des enfants », *Santé, liberté et vaccinations*, n° 90, 1988, p. 12.

35. *Ibid.*, p. 13.

36. *Ibid.*

37. Debabar Banerji, « Le point de vue du Pr Debabar Banerji », *Santé, liberté et vaccinations*, n° 93, 1991, p. 16.

38. S. Valmage, « Mise en place du PEV : le rôle de l'UNICEF », *Santé, liberté et vaccinations*, *op. cit.*, p. 11.

39. Maurice Cassier, *Il y a des alternatives. Une autre histoire des médicaments (XIXe-XXIe siècle)*, Paris, Seuil, 2023.

40. Jacob M. Puliyel, Manoj Anand Gupta, Joseph L. Matthew, « Polio Eradication and the Future for Other Programmes : Situation Analysis for Strategic Planning in India », *Indian Journal of Medical Research*, n°125/1, p. 2, cité par William Muraskin, *Polio Eradication and its Discontents. A Historian's Journey Through an International Public Health (Un)Civil War*, Hyderabad, Orient Blackswan, 2012, p. 95. Voir également Médecins sans frontières, *The Right Shot : généraliser l'accès à des vaccins plus abordables et mieux adaptés*, 2e édition, 2015, https://msfaccess.org/right-shot-bringing-down-barriers-affordable-and-adapted-vaccines-2nd-ed-2015.

Chapitre VIII. Une crise inconcevable

1. Jacques Drucker, *Les Détectives de la santé. Virus, bactéries, toxiques. Enquête sur les nouveaux risques*, Paris, Nil éditions, 2002, p. 10 et 202.

2. Conseil supérieur d'hygiène publique de France, avril 1992, archives du ministère de la Santé, 2005/006-7.

3. CTV, séance du 18 novembre 1992, archives du ministère de la Santé, 2005/006-4.

4. Emmanuelle Fillion, *À l'épreuve du sang contaminé. Pour une sociologie des affaires médicales*, Paris, Éditions de l'EHESS, p. 18.

5. Si le journaliste du *Monde* Jean-Yves Nau titra « Scandale des hémophiles » dès le 26 avril 1989, c'est un article retentissant publié par

Anne-Marie Casteret le 25 avril 1991, dans *L'Événement du jeudi,* qui donna à l'affaire une autre dimension, déclenchant une enquête de l'Inspection générale des affaires sociales, voir *ibid.*, p. 156-157.

6. Henri Bergeron et Constance A. Nathanson, « Faire une loi, pour faire la loi : La loi de Santé publique d'août 2004 », *Sciences sociales et santé*, n° 32, 2014/4, p. 5-32.

7. Technical Advisory Group on Viral Hepatitis, « Progress in the Control of Viral Hepatitis : Memorandum From a WHO Meeting », *Bulletin of the World Health Organization*, n° 66, 1988/4, p. 445.

8. Éric Giacometti, *La Santé publique en otage. Les scandales du vaccin contre l'hépatite B*, Paris, Albin Michel, 2001, p. 17-21.

9. Jacques Drucker, *Les Détectives de la santé*, *op. cit.*, p. 200.

10. AFSSPS, « Note pour Monsieur Gilles Duhamel », 29 février 2000, archives du ministère de la Santé, 2009/090-1.

11. Commission nationale de pharmacovigilance, extrait du procès-verbal du 15 décembre 1994, archives du ministère de la Santé, 2005/006-4.

12. Olivier Borraz et Philippe Quenel, « Suspension de la campagne de vaccination scolaire contre l'hépatite B », *in* Michel Setbon (dir.), *Risques, sécurité sanitaire et processus de décision*, Elsevier, Paris, 2004, p. 38-54.

13. CTV, séance du 6 juin 1995, archives du ministère de la Santé, 2005/006-4.

14. N. P. Thompson *et al.*, « Is Measles Vaccination a Risk Factor For Inflammatory Bowel Disease ? », *Lancet*, 1995, 345, 8957, p. 1071-1074.

15. Andrea Stöckl et Anna Smajdor, « The MMR Debate in the United Kingdom : Vaccine Scares, Statesmanship and the Media », *in* Christine Holmberg, Stuart S. Blume et Paul R. Greenough (dir.), *The Politics of Vaccination. A Global History*, Manchester, Manchester University Press, 2017, p. 239-259.

16. Mark Largent, *Vaccine. The Debate in Modern America*, Baltimore, Johns Hopkins University Press, 2012.

17. Jacques Drucker, « Note pour le Directeur général de la Santé. Analyse méthodologique de l'étude publiée dans le *Lancet* du 29 avril 1995 », archives du ministère de la Santé, 2005/006-4.

18. Lettre de Pierre Bégué à Bernard Glorion, 19 mai 1995, archives du ministère de la Santé, 2005/006-4.

19. Note manuscrite de Jean-François Girard, 9 mai 1996, archives du ministère de la Santé, 2005/006- 4.

20. « Note du sous-directeur de la veille sanitaire à l'attention de M. le directeur général de la Santé. Objet : rendez-vous avec M. le Pr Bégué, vice-président du Comité technique des vaccinations », 25 avril 1996, archives du ministère de la Santé, 2005/006-4.

21. CTV, séance du 14 juin 1996, archives du ministère de la Santé, 2005/006-4.

22. Note manuscrite de Jean-François Girard, octobre 1996, archives du ministère de la Santé, 2005/006-4.

23. Lettre de Pierre Bégué à Jean-François Girard, 4 décembre 1996, archives du ministère de la Santé, 2005/006-4.

24. Cité par Éric Giacometti, *La Santé publique en otage*, *op. cit.*, p. 96.

25. CTV, séance du 12 février 1998, archives du ministère de la Santé, 2005/006-5.

26. Programme élargi de vaccination, « Manque de preuves de l'existence d'un lien entre la vaccination contre l'hépatite B et la sclérose en plaques », *Relevé épidémiologique hebdomadaire*, n° 21, 1997, p. 1.

27. Régis Pluchet, « L'Organisation mondiale de la santé au service des marchands de vaccins », *Alternative Santé. L'impatient*, n° 238, 1997, p. 10.

28. *Id.*, « Le pactole des laboratoires », *Alternative Santé. L'impatient*, n° 208, 1995, p. 13.

29. *Id.*, « Le vaccin catastrophe (suite) », *Alternative Santé. L'impatient*, n° 228, 1996, p. 10.

30. Pierre Dhombre, « Éditorial. Exigeons un moratoire », *Alternative Santé. L'impatient*, n° 227, 1996, p. 7.

31. Éric Giacometti, *La Santé publique en otage*, *op. cit.*

32. CRAAV, séance du 14 décembre 1998, archives du ministère de la Santé, 2009/090-1.

33. Lettre d'août 1999, archives du ministère de la Santé, 2009/090-1.

34. CRAAV, séance du 16 décembre 1999, archives du ministère de la Santé, 2009/090-1.

35. AFSSPS, « Note pour Monsieur Gilles Duhamel », 29 février 2000, archives du ministère de la Santé, 2009/090-1.

36. CRAAV, séance du 22 février 2001, note manuscrite, archives du ministère de la Santé, 2009/090-1.

Épilogue. Défiance partagée

1. CIDEF, procès-verbal du conseil d'administration, 12 octobre 1998, Archives diplomatiques, 300COOP/1538.

2. Nicolas Dodier, *Leçons politiques de l'épidémie de sida*, Paris, Éditions de l'EHESS, 2003.

3. CTV, séance du 1er février 1994, archives du ministère de la Santé, 2005/006-4.

4. Colette Fillastre et Nicole Guérin (dir.), *Centre international de l'enfance. Mémoire*, *op. cit.*, p. 254.

5. *Ibid.*, p. 234.

6. Jean-Pierre Bat, *Le Syndrome Foccart. La politique française en Afrique (de 1959 à nos jours)*, Paris, Gallimard, 2012, p. 621.

7. Julien Meimon, « En quête de légitimité. Le ministère de la Coopération (1959-1999) », thèse de Sciences politiques, Lille, université Lille 2, 2005.

8. Rédaction, « La fin du pacte colonial ? », *Politique africaine*, 2012, n° 105, p. 19.

9. Stephen S. Morse « Examining the Origins of Emerging Viruses », *in* Stephen S. Morse (dir.), *Emerging Viruses*, New York / Oxford, Oxford University Press, 1993, p. 10.

10. Laurie Garrett, *The Coming Plague. Newly Emerging Diseases in a World Out of Balance*, New York, Farrar, Strauss and Giroux, 1994 ; Richard Preston, *The Hot Zone. A Terrifying True Story*, New York, Anchor Books, 1994.

11. Richard Preston, « Crisis in the Hot Zone », *The New Yorker*, 26 octobre 1992, p. 80 ; Laurie Garrett, *The Coming Plague, op. cit.*, p. 602.

12. Nicholas B. King, « Security, Disease, Commerce : Ideologies of Postcolonial Global Health », *Social Studies of Science*, n° 32, 2002/5/6, p. 763-789.

13. Henri Hubert Mollaret, *L'Arme biologique. Bactéries, virus et terrorisme*, Paris, Plon, 2002, p. 133.
14. *Ibid.*, p. 134.
15. *Ibid.*, p. 135.
16. *Ibid.*, p. 136.
17. Charles Rosenberg, « What Is an Epidemic ? AIDS in Historical Perspective », *Daedalus*, n° 118, 1989/2, p. 1-17.
18. Guillaume Lachenal et Gaëtan Thomas, « Epidemics Have Lost the Plot », *Bulletin of the History of Medicine*, n° 94, 2020/4, p. 670-689.
19. Pierre Lellouche, Guy-Michel Chauveau et Aloyse Warhouver, « Rapport d'information sur la prolifération des armes de destruction massive et de leurs vecteurs », Assemblée nationale, 2000.
20. Ana Aranzazu, « Le réseau mondial de surveillance de la grippe de l'OMS. Modalités de circulation des souches virales, des savoirs et des techniques, 1947-2007 », *Sciences sociales et santé*, n° 31, 2013/4, p. 41-64.
21. « Grippe du poulet : un expert évoque le risque d'épidémie mondiale », *Le Figaro*, 17 décembre 1997, p. 12 cité par Francis Chateauraynaud, *Annoncer le pire à l'échelle mondiale*, Document de travail du GSPR, EHESS, Paris, février 2008, p. 3.
22. *Ibid.*
23. Didier Torny, « De la gestion des risques à la production de la sécurité. L'exemple de la préparation à la pandémie grippale », *Réseaux*, n° 171, 2012/1.
24. Jean-Christophe Lagarde et Jean-Pierre Door, *Rapport sur la manière dont a été programmée, expliquée et gérée la campagne de vaccination contre la grippe A(H1N1)*, Assemblée nationale, 2010, p. 113.
25. Frédéric Keck, *Un monde grippé*, Paris, Flammarion, 2010 ; Peter Doshi, « The Elusive Definition of Pandemic Influenza », *Bulletin of the World Health Organization*, n° 89, 2011, p. 532-538 ; Didier Torny, « De la gestion des risques à la production de la sécurité », art. cité ; Jeremy K. Ward, « "Dans la gestion d'une crise, il faut éviter l'affolement et la panique." Comment les communicants légitiment le sens commun des décideurs politiques », *Politiques de communication*, vol. 2, n° 11, 2018, p. 103-130.
26. *Ibid.*, p. 27.
27. *Ibid.*, p. 113.

28. David A Cannon (dir.), *Proceedings of a Symposium on Immunization in Childhood, op. cit.*

29. Romain Gherardi, *Toxic Story. Deux ou trois vérités embarrassantes sur les adjuvants des vaccins*, Arles, Actes Sud, 2016, p. 124.

30. Heidi J. Larson *et al.*, « The State of Vaccine Confidence 2016 : Global Insights Through a 67-Country Survey », *EBioMedicine*, n° 12, 2016, p. 295-301.

31. WHO, *Report of the SAGE Working Group on Vaccine Hesitancy*, 2014, p. 7.

32. Jeremy K. Ward, « Rethinking the Antivaccine Movement Concept : A Case Study of Public Criticism of the Swine Flu Vaccine's Safety in France », *Social Science and Medicine*, n° 159, 2016, p. 48.

33. Jenny Anderson, « She Hunts Viral Rumors About Real Viruses », *The New York Times*, 13 octobre 2020.

34. E. T. A. Hoffmann, *Le Petit Zachée surnommé Cinabre*, traduit de l'allemand par Madeleine Laval, Paris, Phébus, 2006, p. 37.

35. Jérôme Gaillaguet, « Des controverses vaccinales aux expériences ordinaires. Une sociologie des appuis critiques dans les trajectoires de santé », thèse de doctorat en sociologie, EHESS, 2023.

36. Heidi Larson, « The Biggest Pandemic Risk ? Viral Misinformation », *Nature*, n° 562, 2018, p. 309.

37. David Gelles, « Why Melinda Gates Spends Time "Letting My Heart Break" », *The New York Times*, 4 décembre 2020.

38. Gérald Bronner, *Apocalypse cognitive*, Paris, PUF, 2021, p. 13, 17.

39. Caroline Izambert et Jean-Paul Gaudillière, « La campagne vaccinale en France : un succès en trompe-l'œil ? », *in* Vincent Israel-Jost et Paul-Loup Weil-Dubuc (dir.), *Éthique vaccinale. Ce que nous a appris la crise sanitaire*, Toulouse, Érès, 2023, p. 105-115.

Conclusion

1. Didier Fassin, « Au cœur de la cité salubre. La santé publique entre les mots et les choses », *in* Jean-Pierre Dozon et Didier Fassin (dir.), *Critique de la santé publique. Une approche anthropologique*, Paris, Balland, p. 56.

Remerciements

Je remercie chaleureusement les témoins qui ont accepté de se confier, ainsi que les archivistes qui m'ont orienté dans leurs fonds, en particulier Reynald Erard à l'OMS, Jean-Pierre Brière au ministère de la Santé et Hélène Chambefort à l'INSERM.

L'enquête a d'abord donné lieu à une thèse de doctorat menée à l'École des hautes études en sciences sociales, et à des articles et chapitre, publiés notamment dans *The Bulletin of the History of Medicine, The Journal of Contemporary History* et *La Vie des idées* (avec Anne Marie Moulin), dont j'ai repris partiellement le contenu et les arguments dans des passages du présent livre.

Cet ouvrage doit beaucoup à mes directeurs de thèse, Luc Berlivet et Patrice Bourdelais, ainsi qu'à d'autres chercheurs de talent qui ont enrichi de leurs remarques les différentes strates du texte : Jean-Paul Gaudillière, Vincent Viet, Simone Bateman, Isabelle Baszanger, Kylian Godde, Lucie Gerber, Gerald Oppenheimer, David Rosner, James Colgrove, Amy Fairchild, Constance Nathanson, Ronald Bayer, Kavita Sivaramakrishnan, Anne Rasmussen, Didier Torny, Nicolas Benvegnu, Emmanuel Didier, Axel Jansen et Claudia Roesch.

Julie Clarini a fait éclore ce projet aux éditions du Seuil, ensuite brillamment édité par Caroline Pichon. Guillaume Lachenal m'a laissé le temps nécessaire à la mise au point du manuscrit, au milieu d'aventures collectives passionnantes. Avec son immense culture et sa générosité, Anne Marie Moulin a commenté l'un des derniers états du texte. Un grand merci à eux, ainsi qu'à Rattanamol Singh Johal et au reste de ma famille pour avoir enduré des années de doute.

Table

RÉALISATION : NORD COMPO À VILLENEUVE-D'ASCQ
ACHEVÉ D'IMPRIMER SUR ROTO-PAGE
PAR L'IMPRIMERIE FLOCH À MAYENNE
DÉPÔT LÉGAL : MARS 2024. N° 149101 (104386)
IMPRIMÉ EN FRANCE